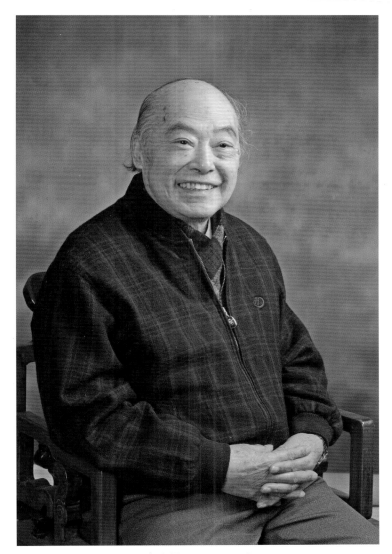

唐为勇(1936—2017)

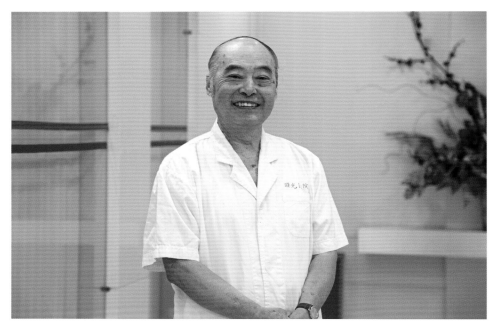

唐为勇在上海中医药大学附属曙光医院

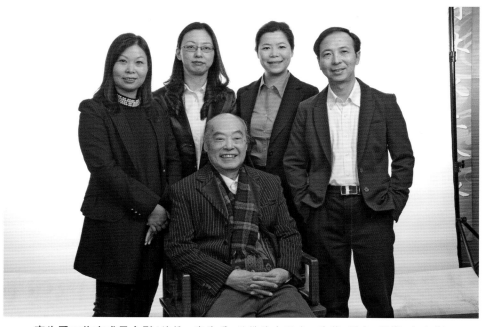

唐为勇工作室成员合影（前排：唐为勇；后排从左至右：沈健、周密、赵錾、宗南伟）

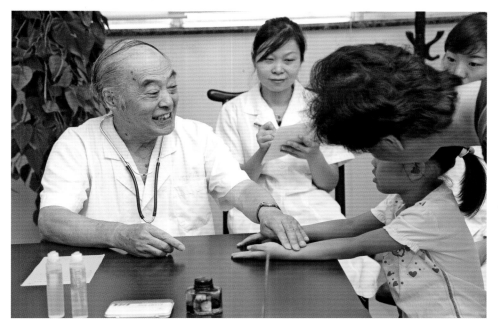

唐为勇为患儿诊疗

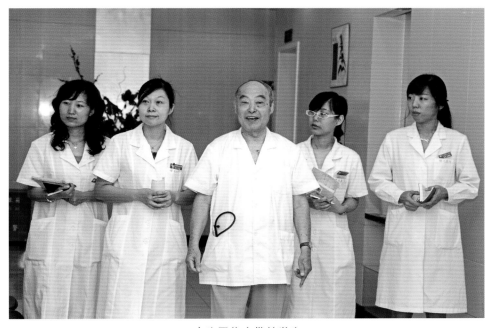

唐为勇临床带教学生

唐为勇儿科经验集

主　编　赵　鋆　朱盛国

执行主编　沈　健

上海科学技术出版社

内 容 提 要

唐为勇,教授,主任医师,上海市名中医,上海中医药大学附属曙光医院终身教授,历任曙光医院儿科主任、上海市中医儿科呼吸病医疗协作中心主任及第六届上海中医药学会儿科分会主任委员等职,对小儿呼吸道疾病有独特见解,诊疗中主张同类古方、经方的联合使用。

本书围绕唐为勇儿科诊疗经验展开,分为名医简介、学术思想、临证经验、临证验方、医案五个方面,详细阐述其在儿科疾病论治方面的临床经验与心得体会,反映了其儿科诊疗与用药特色,对指导中医临床实践具有重要的参考价值。

本书可供中医临床工作者、中医院校师生及中医爱好者参考阅读。

图书在版编目(CIP)数据

唐为勇儿科经验集 / 赵鋆,朱盛国主编;沈健执行主编. -- 上海:上海科学技术出版社,2022.7
 ISBN 978-7-5478-5724-3

Ⅰ. ①唐… Ⅱ. ①赵… ②朱… ③沈… Ⅲ. ①中医儿科学—中医临床—经验—中国—现代 Ⅳ. ①R272

中国版本图书馆CIP数据核字(2022)第113128号

唐为勇儿科经验集

  主编 赵 鋆 朱盛国

  执行主编 沈 健

上海世纪出版(集团)有限公司
上 海 科 学 技 术 出 版 社 出版、发行
(上海市闵行区号景路 159 弄 A 座 9F - 10F)
邮政编码 201101   www.sstp.cn
浙江新华印刷技术有限公司印刷
开本 787×1092   1/16 印张 8.75 插页 2
字数 140 千字
2022 年 7 月第 1 版   2022 年 7 月第 1 次印刷
ISBN 978 - 7 - 5478 - 5724 - 3/R · 2509
定价:59.00 元

编委会

主　编

赵　鋆　朱盛国

执行主编

沈　健

编　委

（按姓氏笔画排序）

马春艳　王佳丽　叶青艳　冯蓉蓉　李　艳　张孝文

陆超元　林红亚　金　莺　周　密　周君慧　宗南伟

宗梦瑶　袁　颖　顾明达　徐荫荫　郭　飞　蓝　玉

前　言

近年来，国家对儿童医疗保健服务的重视程度逐渐提高，公众对科学、及时、个体化的儿科医疗需求逐渐增强。中医药学是中华民族几千年来同疾病作斗争的经验结晶，历经数千年而不衰，彰显了强大的生命力。

中医儿科学的形成和发展已有数千年的历史，《史记·扁鹊仓公列传》云："扁鹊……入咸阳，闻秦人爱小儿，即为小儿医。"这是我国历史上对儿科医生的最早记载。悠悠华夏，名医荟萃，历代儿科医家编撰大量的经典医书文献，济壶传世，对现代临床具有理论指导和实践应用价值。本书以总结儿科名老中医唐为勇教授的临床诊疗经验为主，旨在揭示其哲学思想、医学内涵和临床意义，望为后人的儿科学习及临床诊治有所裨益。

唐为勇（1936—2017），祖籍江苏，1936 年 12 月生于江苏建湖。其自幼聪慧过人，好读书，一心从医，然家境窘迫，遂同家人来沪谋生。1958 年成功考取上海中医学院医疗系。求学期间，徜徉中医之海，博览众家所长，因中医之土壤在于国学，更通读国学，自此打下坚实的国学功底。毕业后，终生致力于中医儿科事业的发展。1984 年唐为勇受卫生部派遣，支援新疆维吾尔自治区中医医院，担任儿科医疗技术指导、顾问。1987 年唐为勇开始担任上海中医学院中医儿科教研主任的工作，主持上海中医学院的儿科教学工作，编写中医儿科教材。1992年唐为勇晋升为主任医师、曙光医院儿科主任。在病房工作中，唐为勇主要探索小儿疾病中医中药诊治规律，以中医为主体，危重病例中西医结合，20 世纪 90

年代儿科病房中医诊疗率长期保持在 60％ 以上,纯中医治疗病种达 34 种。1995 年任上海市第三批中医专科(专病)——中医儿科呼吸病中心主任,主要参与儿童呼吸道疾病,尤其是以肺炎为主的指导工作。自拟肺咳方宣肺化痰、止咳平喘;固表方健脾益肾、固表止汗;疏解方疏风解表、清热解毒;消导方消导化积、止吐止泻。上述方药随证加减化裁,疗效可信。1994 年唐为勇晋升为教授、硕士研究生导师。临床注重传帮带,培养了一大批中医儿科人才。1998 年唐为勇被任命为第六届上海中医药学会儿科分会主任委员。2011 年曙光医院授予其终身教授,同年又被评为上海市名中医,并成立了"唐为勇工作室"。

唐为勇从医数十载,长期从事中医儿科医、教、研工作。其对小儿呼吸道疾病见解独特,在医疗中倡导重护理的理念,医护结合,重在治未病,诊疗中主张同类古方、经方的联合使用。他重视方剂辨证演绎,擅长方剂组合施治;提出儿科诊疗重九点、百草方和"效"为先概念。他认为,小儿不是成人之缩影,脏腑成而未全,形气未充,正处生长发育之中,有动态、生发、变化之特征,属纯阳之体,同时也有娇嫩、柔弱、易病的一面,属稚阴稚阳。强化儿科五脏辨证,更显其对儿科疾病诊疗之导向作用。在教学中倡导按疾病发生发展规律进行教学,强调领悟中医本质,走正传承方向。科研上,唐为勇先后发表论文 30 余篇,出版名中医经验集 2 部。科研课题"补肾固表法治疗小儿反复呼吸道感染的临床与实验研究",获上海市科技成果奖。他为中医儿科事业鞠躬尽瘁,其毕生总结的学术思想为后学留下了宝贵的财富。

本书分为五个章节,概述了唐为勇 50 余年的儿科临床诊疗经验,内容引经据典、通俗易懂、简洁明了。本书可供中医儿科专业工作者、中医院校师生及中医儿科学爱好者参考、研读。

笔者学术水平有限,若有不当之处,恳请读者批评指正。

编 者

2022 年 2 月

目　录

第一章 名医简介

唐为勇(1936 年 12 月—2017 年 10 月),上海市名中医,教授,中医儿科主任医师,上海市中医药学会儿科专业委员会原主任委员。祖籍江苏,1964 年于上海中医学院医疗系毕业后,长期致力于中医儿科事业的发展。平日喜研读《内经》《伤寒杂病论》等经典著作,又熟稔《小儿药证直诀》《幼幼集成》等儿科名著,喜引经据典,取其精华,倡导同类古方的联合使用。在长期临床实践中不断探索总结,形成了独到的学术经验。

1936 年 12 月,唐为勇出生于江苏建湖。他自幼聪慧过人,喜爱看书,幼时曾在私塾读书,深得教书先生的赏识喜爱。后来随家人一起坐船来上海谋生。刚到上海时,为了谋生,唐为勇也曾卖过冰棍、做过小工,但生活的艰辛并没有磨灭他对知识的渴望。当时家距离学校较远,为了省钱,唐为勇坚持每日步行数小时到达学校。在这样的环境下,唐为勇凭借天资聪颖,刻苦认真,初中即考入敬业中学,高中考入卢湾中学,后再考入当时师资较好的控江中学。在校期间门门功课优秀。唐为勇从小就向往和崇拜医生的职业,一心想要从医。1958 年他成功考取上海中医学院医疗系。求学期间,他学习刻苦认真,用心钻研,浸淫于医学和国学典籍。读书不限于课程安排,涉猎广泛,博采众长;针灸要籍、中医经典,他都择要背诵,渐次粗通医理。平日里虚心好学,手不释卷。凭借扎实的古文功底,以及博学强记的天赋,他对中医重要著作《内经》《伤寒论》等都能熟读掌握。平日也喜读历代的医案、医话。对于西方医学和现代科学的有关书籍,亦感兴趣。无论课堂听讲还是临床实习,他还喜抄录笔记,以为反复阅读揣摩之用。实习期间勤学好问,将临床与书本融会贯通,勤求古训,融会新知。徜徉于医学之林,使他辨识百家之长,探究其微言大义,每多领悟,日见长进。

1964 年唐为勇以优异成绩毕业于上海中医学院医疗系,分配至上海中医学院附属曙光医院(以下简称"曙光医院")中医儿科,自此开始数十载从医生涯。当时位于普安路的曙光医院,地处卢湾区、黄浦区、南市区三区交汇,附近居民密集,医疗工作异常忙碌。昔时儿科病房 30 余张病床,经常收治脑膜炎、肺炎、菌痢脱水患儿,每日查房,下医嘱,收患儿,常常忙得不可开交。每每遇到抽筋、心衰等危重病抢救,更是应接不暇,头昏脑涨。此外,还有熙熙攘攘的门急诊患者,挤在诊室门口,排着的长队一眼望不到头。唐为勇每日就在这打仗一般的生活中,由青涩腼腆的小医生成长为意气风发的主治医师。

1984 年唐为勇受卫生部派遣,支援新疆维吾尔自治区中医医院,担任儿科医疗技术指导、顾问,为遥远的边疆儿童带去了福音。赴西部新疆巡回医疗的工作,主要是为传承中医医药和培养新人,提高新疆地区对儿科中医诊疗的认识。此外,唐为勇也曾积极响应医院的号召,参与了赴郊县农村培养"赤脚医生",将最新最先进的诊疗理念带到农村。

1987 年唐为勇开始担任上海中医学院中医儿科教研主任的工作,主持上海中医学院的儿科教学,编写中医儿科教材。课堂上唐为勇幽默风趣,讲课引人入胜,思路条理清晰,善用图表简洁明了,其教学风格深受学生欢迎。教学中唐为勇倡导的"按疾病发生发展规律进行教学的新教学法",直观、易理解。该教学法曾以论文形式发表于《中医教育》,并获中医学院教学成果奖三等奖,在中医人才培育中发挥重要作用。

1992 年唐为勇晋升为主任医师、曙光医院儿科主任。在病房工作中,主要探索小儿疾病中医中药诊治规律,采用以中医为主体,危重病例中西医结合的诊疗方案。20 世纪 90 年代儿科病房中医诊疗率长期保持在 60% 以上,纯中医治疗病种达 34 种。1995 年唐为勇任上海市第三批中医专科(专病)——中医儿科呼吸病中心主任,主要参与儿童呼吸道疾病尤其是以肺炎为主的指导工作。自拟肺咳方宣肺化痰、止咳平喘;固表方健脾益肾、固表止汗;疏解方疏风解表、清热解毒;消导方消导化积、止吐止泻。上述方药随证加减化裁,有效可信。

1994 年唐为勇晋升为教授、硕士研究生导师。临床注重传帮带,培养出大批合格的中医儿科人才。早期培养的学生分布在上海各家中医医院,担任儿科主任,传承其学术思想。退休后,唐为勇也坚持在门诊时带教青年医师,训练青年医师中医临床思维,传述其多年临床经验,为中医儿科的经验传承做出了不懈的努力。

1998 年唐为勇被任命为第六届上海中医药学会儿科分会主任委员。2011 年曙光医院授予其终身教授,同年又被评为上海市名中医,并成立了"唐为勇工作室"。

　　其工作室成立以来,学术传承人赵鋆已成长为科主任,入选上海市中医药领军人才建设项目,担任世界中医药学会儿科专业委员会常务理事。获上海中西医结合科学技术奖三等奖(第一完成人:赵鋆),授权专利1项(第一发明人:赵鋆)。学术传承人沈健入选国家中医药传承与创新"百千万"人才工程全国中医药创新骨干人才项目,获中国民主同盟抗击新冠肺炎疫情先进个人,上海市卫生计生行业五四青年奖章,上海市住院医师规范化培训优秀带教老师,担任中国科协应急安全与减灾科普专业委员会副主任委员,获中国民族医药协会科学技术奖三等奖(第一完成人:沈健)、上海中西医结合科学技术奖二等奖(第一完成人:沈健),授权专利1项(第一发明人:沈健)。工作室已培养博士2名,海派徐氏儿科传人3名,美国认证协会(ACI)国际注册企业内训师(CEIT)1名,上海中医药大学金牌教师及对外讲师2名。出版学术专著4部,在国内外各级学术期刊上发表论文20余篇。

　　退休以后,唐为勇并没有就此停下工作的步伐。应患儿及其家长的需要,唐为勇依然坚持门诊看诊,寒来暑往,保护着一代又一代孩子的健康成长。据其子回忆,唐为勇在医院门诊时,每个孩子都会收到唐爷爷的一张小卡片,上面有他自己的联系方式和调护注意事项,以便让孩子感到不适时,孩子家长能随时与其联系。长期以来,家里的电话几乎成了孩子家长咨询的专线电话了。除了医院看诊以外,也经常义务为周围邻居和小区附近的孩子看病或提供医疗咨询。

　　唐为勇不仅工作上一丝不苟,平时也热衷于助人为乐。据闻其在家里一直准备着不少一次性杯子,凡看见环卫工人来扫地,总是要给环卫工人端上一杯水。在早年物业管理还不完善时,为了大家的饮水卫生,唐为勇每个月都要亲自钻入楼顶的水箱内部清理水箱,每月一次,从不间断。此外,其居住的小区绿化树叶茂盛,唐为勇每年要给住宅附近凌乱的树叶义务修剪。在居委邻里眼中,他还是小区治安积极分子,小区有违章,邻里有矛盾,总是能看见他主动热心地帮忙解决。

　　在工作方面出色,唐为勇其他方面也同样不逊色。一手漂亮的板书字体,使得上过唐为勇课的学生们都念念不忘,都说字如其人。唐为勇除医学书籍,对传统儒家经典、哲学、史学、文学书籍也广为阅读,有着深厚的文学功底。

　　2017年10月9日早晨,准备如往常一样出诊的唐为勇,因突发脑溢血倒在了自己奉献一生的岗位上。备受患儿、家长、同行尊敬和喜爱的唐爷爷,在上海与世长辞,享年81岁。

　　唐为勇从医数十载,长期从事中医儿科医、教、研工作。其对小儿呼吸道疾病见解独特,在医疗中倡导重护理的理念,医护结合,重在治未病,诊疗中主张同类古方、经方的联合使用。重视方剂辨证演绎,擅长方剂组合施治;提出儿科诊疗重九点、百草方和"效"为先概念。其认为:小儿不是成人之缩影,脏腑成而未全,形气未充,正处生长发育之中,有动态、生发、变化之特征,属纯阳之体。同时也有娇嫩、柔弱、易病的一面,属稚阴稚阳。强化儿科五脏辨证,更显其对儿科疾病诊疗之导向作用。在教学中倡导按疾病发生发展规律进行教学,强调领悟中医本质,走正传承方向。科研上先后发表论文 30 余篇,出版中医经验集 2 部。其主持的科研课题"补肾固表法治疗小儿反复呼吸道感染的临床与实验研究",获上海市科技成果奖。他为中医儿科事业鞠躬尽瘁,其毕生总结的学术思想,为后学之辈留下了宝贵的财富。

第二章 学 术 思 想

一、病史须详，四诊须全

《景岳全书·小儿则》有言："小儿之病，古人谓之哑科，以其语言不通，病情不易测，故曰宁治十男子，莫治一妇人；宁治十妇人，莫治一小儿。此甚言小儿之难也……第人谓其难，谓其难辨也。"也就是说儿科临床难，难在辨证。唐为勇认为小儿疾病的辨证同样依靠望、闻、问、切这"四诊"来实现，但儿科有其特殊性，小儿口述不清、体检多不配合，故"问""切"二诊多有难度。因此临床只有掌握详细的病史信息及全面的四诊资料，才能做到不误诊、不漏诊。

（一）详病史

《小儿药证直诀》指出："小儿多未能言，言亦未足取信。"病史多依靠家长代诉，家长多是没有医学背景的人，对小儿病情容易主观臆断，或夸大其病，或忽视其潜在危险征兆，因此病史并不完全可靠。唐为勇时常教导我们临床医生要打好扎实的理论基础，且要有责任心，对病史要详细询问，同时要具备敏锐的观察力和分析能力，能在短时间内对病史进行判断、推敲，筛查出可靠信息。唐为勇结合多年临床经验总结了儿科问诊的主要内容，分别是热、咳、吐、泻、秘，俗称"儿科问诊五字经法"，在临床上非常实用，既可以快速找到疾病主要矛盾，又可以减少漏问情况，是我们临床运用的一大法宝。

（二）全四诊

望、闻、问、切，统称"四诊"，是中医临床诊断疾病的主要方法，儿科亦不例外，但小儿是一类特殊群体，有其自身特点，因此四诊在儿科的运用也有自己的特点。《幼科铁镜》说："……小儿科，则唯以望为主。"小儿肌肤柔嫩，脏腑、气血、阴阳多显现于外，望诊可了解脏腑气血阴阳偏盛偏衰情况。小儿望诊主要包括

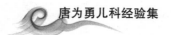

整体望诊如神、色、形、态四部分；局部望诊包括苗窍、斑疹、二便、指纹等。唐为勇尤其重视舌、咽望诊，认为舌为心之苗，主热，主火，当为寒热辨证之首重，舌苔、咽扁望诊为寒热辨证之佐证，其他望诊要点也应一一了解。小儿闻诊主要是声音、气息两部分，可作为虚实辨证之佐证，作用不可忽视。问诊可详细了解病情，对临床诊治具有重要指导作用，唐为勇十分重视，具体体现在他的"儿科问诊五字经法"中。小儿切诊主要包括脉诊及按诊，然而小儿脏腑柔弱，形气未充，脉微难见，医为持脉，又多惊啼，而不得其审，故婴幼儿脉诊仅作为参考。唐为勇认为按诊甚是关键，小儿头囟、颈腋、胸腹、四肢、皮肤等部位的按诊意义重大，其对于了解儿童生长发育及发现病变部位尤为重要。

二、辨证论治，倡导同类古方剂的联合使用

辨证论治，理法方药，此乃中医治病之法则，而理法方药核心则在"方"，方中依理，含法、取药。唐为勇经 50 余年临床实践，方初悟古方精髓之所在，辨证论治临床处方以同类古方剂的联合使用，实为今人继承之法理所在，以辨证为线，贯穿古方，方方相扣，君臣佐使明确，相辅相成，提线串药，绝无散兵游勇。

古方的联合使用，古人早已作出榜样，以六君子汤为例，参、术、苓、草、半夏、陈皮，具益气健脾之功。方中含四君子汤，益气；含二陈汤，健脾化痰；除却半夏名异功，或加香砂名香砂六君，还可延伸多方。

古代经方的联合使用，并不是把几张方子东拼西凑在一起，必须有一个核心，有共性，起到共同的作用。例如，治疗感染后低热，退热是核心。可因正气虚怯，正不达邪；也可因正虚，邪陷少阳，半表半里之间；也可因热病后伤阴，造成阴虚内热，当今唐为勇所使用的抗感染后低热方：党参、黄芪、白术、陈皮、升麻、柴胡、当归、黄芩、半夏、知母、黄柏、生地、甘草，方中含补中益气汤，甘温除热；含小柴胡汤和解少阳，清半表半里之邪；又以大补阴丸，知母、黄柏、生地。养阴清热，三者相合，养阴清热，扶正达邪，临床使用，每收奇功。

三、儿科肺疾"治未病"，常以固表止汗、健脾化痰为治

儿科，以反复呼吸道感染居多，症见咳嗽频作、咳痰、发热等疾。上工治未

病,以防为主,除重视生活起居、强化护理外,中医以固表止汗、健脾化痰为防病之法则。《经》云:"正气存内,邪不可干。""邪之所凑,其气必虚。"正气盛,腠理固,汗孔密,风寒之邪无隙而入,当以益气固表,健脾为治。脾为生痰之源,肺为储痰之器,肺合皮毛,脾主肌腠,肺脾一体,补肺气,益脾土,培土生金。固表止汗,首推玉屏风,犹如外挂披风,紧合六君以健脾,配以牡蛎散、黄芪桂枝五物汤、当归六黄汤,阴阳平补,固表敛汗。内紧肌腠御邪于外。

唐为勇诊疗中会反复询问小儿生活起居、护理情况,再三叮嘱护理细则,再以固表止汗、健脾化痰之剂调服,则肺疾可减。

四、肺与大肠相表里,肺系疾患注重宣肺泻腑兼用

儿科呼吸系疾病如肺炎、哮喘,起病急,来势凶,持续时间长,为儿科常见顽疾,尤其是哮喘,近几年发病显增,严重威胁儿童健康。这些儿科疾病历史性地将中医儿科推上治疗儿童急性病证的历史舞台。

唐为勇诊疗肺系疾病,除分寒证、热证,以辛温宣肺、辛凉宣肺外,更注重肺与大肠相表里,上宣肺气,下泻大肠,表里双解。单宣肺气,势单力薄,难排痰浊,肺系疾患常伴腑实、积滞,下清大肠势在必行。上宣肺气,寒者,麻黄细辛附子汤为主要方剂。热者,以大青龙汤、泻白散、定喘汤为主。

然论及"下泻大肠",古人提供了一妙方:一捻金。方中以参扶正,以黑白二丑、槟榔、大黄清大肠,泻而不致泄泻,排便日行一二即可,恰到好处。唐为勇以此设"肺喘"之方,每收奇功,无一例导致泄泻。此乃化痰消积之奇。

五、儿科需注重"育阴"

小儿为稚阴稚阳与纯阳之体,这两者间并不矛盾,是小儿基本生理素质与动态发展的两个方面。稚阴稚阳,是指脏腑娇嫩,形气未充,正处于生长发育之中,是生理素质的基本点。纯阳之体,是指小儿生长发育快速,犹如草木方萌,蒸蒸日上;病中变化亦迅速。无论生理、病理,都处于动态之中,是动的一面。

对基本体质言,阴不足,是最根本的,阴却易补易耗。病中极易伤阴,因此,生理期护阴、病中育阴、病后养阴乃治疗之准则。诊疗中慎用阳药,时时顾及阴分。如大补阴丸、六味地黄丸、左归丸、沙参、麦冬乃至水液,均为护阴之品。小

儿病中常见舌质光红，少泪，少尿，正是阴耗之象，此时补充水液，纠正电解质紊乱，加育阴之品，尤其在重症小儿的治疗中乃起死回生之举，切不可疏忽。儿科尚可考虑"药食同源"之法，重视食疗养阴，如水果汁、水果汤之类，不仅小儿喜饮，而且含有必需之电解质，乃育阴良品。

阴阳互根，阴生阳长，阴不足，阳无以生。儿科重症，不注意阴液，就有亡阳虚脱之危。

唐为勇不主张发热患儿重用汗剂，以防伤阴，以物理降温，热水泡脚或推拿疗法，令其哭泣，微微汗出即可。临床所见多用燥烈之品后出现舌质光红，此乃伤阴之象。平素还见有些小儿出现地图舌；或久用抗生素、激素后，舌质光红，以致霉菌生长，均为伤阴所致。治疗早期即应注意扶正育阴。小儿疾病变化迅速，均系阴不固守，阳气外越之故。防病于未然，处处当重视育阴，护阴。顾护阴液，是中医儿科迈入治疗危重病症的阶梯。

六、细审苗窍，察舌辨寒热

小儿脏腑虚实、寒热，内在病变常常表现在舌、目、鼻、口、耳及前后二阴，通称苗窍上。通过观察苗窍的病理现象可了解脏腑病变，简称"审苗窍"，是中医儿科望诊特色之一。唐为勇临诊中极重审苗窍，尤其是察舌辨寒热，系八纲辨证中区分寒证、热证之重要依据。小儿不会吐痰，排便时溏时秘，脉气未充，不会诉说病痛所在及性质、程度。因此难以辨别寒、热二证。而辨寒热为入纲之首，取方用药之依据，常常令医者难以辨别。而目前医界尚无统一标准，因此察舌辨寒热具有一定现实意义。唐为勇认为，舌为心之苗，心为火为热，内在寒热常反映在舌质上，辨别寒证、热证当以舌质为依据。舌质红属热，舌质淡属寒。此一标准，大家易于认可。临床实践亦证实如此。寒者热之，热者寒之。

七、倡导对疾病发生发展规律的全面认识

任何一种疾病都有它的发生发展规律，亦可称演变规律。在不同的阶段，表现出一定的临床表现或称证候。中医通过四诊，观察了解到这些临床表现，进行证候分析，辨证归纳，探寻证候的属性，从而作出相应的治疗法则，即辨证论治。辨证论治虽是中医的核心，但存在一定的局限性，只反映疾病在某一阶段的特

性,不能代表疾病的全过程及全部。只有对疾病发生发展全过程的了解,方能掌握疾病未来的走向,打阻击战,防患于未然,治未病,方能阻断疾病的不良发展。有时,未注意到一些细微的变化,实际是潜在的危象,稍不注意,就有转危的可能,掌握疾病发生发展的全过程,有预料,就不至于疏忽。

八、用药轻灵,味效俱佳

1. 药不在多,轻灵为主　小儿脏腑柔嫩,胃肠怯弱,草木金石其性亦偏,多服久服易致脏腑、阴阳失衡,且毒性峻烈之品易伤正气,故小儿用药需谨慎。正如《医述·幼利集要》所说:"小儿轻服药,药性偏,易损伤萌素之冲和;小儿勿多服药,多服耗散真气。"临床唐为勇时常告诫我们小儿脏气清灵,用药随拨随应,对药物反应灵敏,药量过重既不能增加疗效,还有加大药物副作用的风险。他临床处方药量少,且多选用取材道地、品质优良的精致饮片,尽量保证药材质量。小儿用药剂量难以把握,临床并无严格的年龄用量范围,故他临床开方一般按照药物常规剂量处方,个别根据临床病证酌情加减,极个别峻猛有毒药物则严格遵守药典。最后通过"分多次"来控制用药总量:一则煎药分多次,要求一剂药三煎,把头汁、二汁、三汁混匀,然后一分为三,每日服用一份。二则服药分多次,要求少量多次服用,小婴儿以小勺喂服,每日 3～6 次,学龄儿童及以上年龄 1 日服用 3 次。这些举措都有效控制了服药量,安全又可靠。

2. 味道适宜,孩童欢喜　多数中药味道苦,甚至难以下咽,严重影响了患者服药的顺应性,尤其是儿童。部分儿童拒绝服用中药或服用后呕吐,既给儿童带来了较大的心理及生理负担,同时也严重制约了中药在儿童中的运用。唐为勇认为解决这一难题的重要措施是调口味,一方面在保证临床疗效的前提下尽量选用口味较好的中药,另一方面通过药物配伍来矫正口味。临床医生应该熟悉常用中药口味,尽量避免口味太差的中药,比如苦参、青黛、黄连、木通、龙胆草等。唐为勇从医过程中发现生姜、大枣合用可以有效矫正处方口味,煎药时于每剂药中添加一片生姜(1 元硬币大小厚薄即可)、两至三枚红枣即可。姜枣合用由来已久,《伤寒杂病论》中就有大量记载,据统计,生姜、大枣合用的处方有 54 首,表里、寒热、虚实病证皆有运用,临床运用广泛。生姜性味辛温,具温中和胃、解表散寒之功;大枣性味甘平,具补益脾胃之功,两药合用既可调和营卫,又可补益调中,十分切合小儿病证。多数儿童反馈喝起来有点像"可口可乐",口服中药依从性大大提高,也减少了口服中药运用于小儿疾病的阻力。

对疾病发生发展规律的认识,不仅有赖于书本知识,更重要的是要通过长期临床实践,对疾病全过程的接触与了解,并不断总结,方可有所感悟。

唐为勇通过 50 余年的临床,30 余年的病房工作,深切感受到对常见疾病全程了解的重要性,不仅有利于提高医疗质量,同时作为教学医院,按疾病发生发展规律进行教学,可大大提高学生对疾病的认识。

第三章　临证经验

一、反复呼吸道感染

小儿反复呼吸道感染,是临床最常见现象,感冒、咳嗽、气管炎等疾病,频频出现,成为家庭一大烦恼。

除因护理疏忽外,小儿肺、脾两虚是主要内因。

脾主运化,运化失司,化生痰积;肺脏娇嫩,外合皮毛,内系大肠,表卫不固,风邪易乘虚而入;肺不能输布津液,而化津为痰,即谓"脾为生痰之源,肺为贮痰之器"之说,治疗当以健脾消积,固表止汗。

案 1

范某,男,6 岁。

近 2 年来已 3 次肺炎住院治疗,平素咳嗽频作,有痰不畅,每活动后汗出涔涔,入睡初汗出如淋,察患儿面色少华,唇淡少色,咽红,扁桃体Ⅱ度肿大,苔薄白,质淡,心律齐,两肺呼粗,脉尚有力。证属肺脾两虚,表卫不固。治拟健脾益气,固表止汗法。取玉屏、六君、牡蛎散化裁。处方:

生黄芪 10 g　太子参 10 g　炒白术 10 g　姜半夏 10 g　陈皮 6 g　云茯苓 10 g　大白芍 10 g　五味子 6 g　浮小麦 20 g　瘪桃干 10 g　糯稻根 10 g　大红枣 20 g　防风 6 g　生甘草 6 g　煅牡蛎 30 g

煎两汁,混合后,分 2 日饮服,在加强护理同时,连服 2 个月后,汗出显减,长期健康。

二、肺炎喘嗽

小儿肺炎以支气管肺炎为主,多为病毒感染,每每累及间质,症见发热、咳嗽、气急,肺部布有湿啰音及干啰音。

诊治当分寒、热二证。寒者,以辛温宣肺、化痰平喘为治,以麻黄细辛附子汤合一捻金化裁,重用附子。热者,以大青龙汤、葶苈大枣泻肺汤为主方,兼备一捻金,下泄大肠,重用石膏。

案 2

沈某,女,4 岁。

发热 4 日,今 38℃,咳嗽气急便艰。体检:重病面容,面色少华,气急,舌质淡,唇淡,苔薄白,心无杂音,两肺闻及干、湿啰音,脉有力。证属风寒犯肺,宣肃失司,肺气闭塞,气道不畅。治拟辛温宣肺化痰法。处方:

麻黄 10 g　桂枝 10 g　细辛 3 g　附块 9 g　姜半夏 10 g　紫苏子 10 g　莱菔子 10 g　白附子 9 g　牵牛子 10 g　槟榔 10 g　柏子仁 10 g　桃仁 10 g

4 剂。

嘱每剂药煎两汁,混合后分成两份,每日服一份(1 剂药服 2 日),每日温服 3～4 次,每次 2～3 汤匙。1 周后复诊,肺部啰音消失,热平,继予二陈汤、三子养亲汤、苓桂术甘汤调服 1 周后病瘥。

案 3

李某,男,3 岁。

发热 3 日,38.5～39℃,咳嗽渐剧,咳甚伴吐,气急。体检:发热面容,气急鼻煽,咽红,舌质红,少苔,心率 150 次/分,两肺布干、湿啰音,腹软,脉浮数。证属风热犯肺,宣肃失司,痰阻气道,肺气闭塞不畅。治拟辛凉宣肺化痰法。处方:

麻黄 9 g　桂枝 9 g　杏仁 10 g　石膏 30 g　生甘草 5 g　黄芩 10 g　葶苈子 10 g　浙贝母 10 g　知母 10 g　牵牛子 10 g　槟榔 10 g　紫苏叶 10 g　制大黄 3 g

4 剂。

嘱每剂药煎两汁,混合后分成两份,每日服 1 份(1 剂药服 2 日),每日温服 3～4 次,每次 2～3 汤匙。1 周后复诊,病愈,予益气固表、健脾化痰续之。

三、秋季腹泻

秋季腹泻是严重威胁婴幼儿健康的肠道传染性疾病。多见于 6 个月～2 岁的婴幼儿,好发于秋冬季节,其他季节也有散发,有传染性、流行性。

中医认为该病系外感六淫之邪,内伤乳食,脾运失司,水浊不分,并走大肠所病。现代医学研究表明,系轮状病毒经粪-口途径传播。

临床表现为反复呕吐、腹泻、发热,粪便呈水样不含黏液及脓液。严重吐泻可出现脱水、酸中毒、电解质紊乱,不及时纠正可威胁生命。

唐为勇以健脾助运,清热利湿,分清泌浊为治,并嘱大量饮焦米盐水汤频服,以补充水液。

案 4

金某,男,16 个月。

昨晨起时时作恶,呕吐多次,今起腹泻,已行 6～7 次,呈水样,先有粪质,后如清水,并发热 38.5℃,不咳尿少。体检:轻度脱水面容,皮肤少华,哭泣少泪,舌苔薄白,舌质偏红,心肺无异常,腹软,松弛,粪便检验为水样无脂肪球,未见红、白细胞,轮状病毒抗体检测呈阳性反应。证属外感时疫之邪,内伤乳食,脾运失司,清浊不分,并走大肠。急拟健脾利湿法,取葛根芩连汤、七味白术散夹击,并嘱多饮苹果盐水汤、焦米汤。处方:

藿香 10 g　广木香 3 g　葛根 10 g　姜半夏 10 g　陈皮 10 g　云茯苓 10 g
生甘草 5 g　黄芩 10 g　川连 3 g　生姜 2 片　莱菔子 10 g　紫苏梗 10 g

予 3 剂,每剂药煎二汁,混合后频服。密切观察随访,服药后第二日呕吐渐少,腹泻亦逐减。第四日热平,病愈。

四、手足口病

手足口病系肠道病毒 EV71 感染所致,近几年时有流行。该病发热贯穿于疾病始终,且手足口部出现斑丘疹。因此中医属于温病范畴。疾病初起轻度发热,稍咳,纳差,皮疹在手、足、口散发;舌质淡红,邪在卫分;但停留时间甚短。随着病程的发展,身热上扬,手、足、口皮疹由丘疹转为疱疹状,舌质转红,则进入气营阶段,气营两燔。此时若及时予清气凉营法,气营双清,可起到阻缓邪陷营血、逆传心包、内陷厥阴之势。近几年,在门诊发热患儿中,该病时有出现,予白虎汤、黄连解毒汤、犀角地黄汤,加之精心护理,扶助正气,每每收效。

唐为勇对该病过早、大量使用激素持不同看法,在 30 余年病房诊疗中,凡病疱疹且疹周有红晕者,更不应该使用激素,避免免疫功能下降、炎变、邪毒扩散、内陷。该病并发症者病情危重,必须时时当心、步步为营,每一个不良小节都可导致误局,包括护理、液速及小儿的承受能力。

案5

林某,男,4岁。

发热2日,由38℃逐升至39℃,稍咳,无吐泻。体检:发热面容,于手背,手掌侧,散在数枚红色丘疹,有二枚已有灌浆现象,呈小疱疹状,臀部同样散在丘疹及疱疹数枚,口腔颊黏膜散在数枚溃疡样疱疹,苔薄白,质略红,心率90次/分,肺未闻及啰音,腹软。患儿所在幼儿园有手足口病发病情况。拟诊手足口病(普通型)。证属外感时疫之邪,气分大热,有内传之势。急拟清热解毒、清气凉营法,取白虎汤、黄连解毒汤化裁。处方:

金银花10g 大连翘10g 黄芩10g 生地20g 赤芍10g 牡丹皮10g 知母10g 石膏15g 川连3g 黄柏6g 板蓝根20g 生甘草5g

予3剂,每剂煎两汁,混合后分两日频服。服药后,身热未再上扬。3日后热渐平。皮疹亦未再增多,1周痊愈。

第四章 临 证 验 方

一、固表方

固表组方为唐为勇治疗小儿呼吸系统疾病的代表方,常用于小儿反复呼吸道感染、哮喘缓解期、肺炎恢复期,以及单纯自汗、盗汗。中医学认为,小儿最显著的生理特点为"脏腑娇嫩,形气未充"。《诸病源候论·养小儿候》曰:"小儿脏腑之气软弱。"宋代钱乙在《小儿药证直诀·变蒸》中亦提出:"小儿五脏六腑,成而未全……全而未壮。"进而,明代万全在钱乙"脏腑虚实辨证"的基础上,提出小儿"肝常有余,脾常不足""心常有余,肺常不足""肾常虚"的观点,而其中"肺常不足"在儿科呼吸系统疾病的辨治中尤需引起足够重视。肺主气司呼吸,外合皮毛,鼻为其窍。小儿肺脏娇嫩,腠理疏薄,表卫易受风邪侵袭。小儿出汗正如门窗敞开,风邪直侵,而中医儿科固表法的应用,实则为补肺益气、敛汗调营等法的有机结合,以达到关门窗、密腠理、邪无径而入的目的。

固表组方由核心方与辅助药物两部分组成,核心方为玉屏风散、四君子汤、黄芪桂枝五物汤,同时根据临床兼症,随症加减用药。

玉屏风散为中医临床经典方剂,被近代中医临床称为"中药免疫调节剂",由元代医家危亦林创制。方如其名,《古今名医方论》曰:"夫以防风之善驱风,得黄芪以固表,则外有所卫,得白术以固里,则内有所据,风邪去而不复来,当倚如屏,珍如玉也。"该方仅三味药,其中黄芪补中益气、固表扶正,宜重用。其药性特点为补而不滞,用于治疗儿科疾病,唐为勇常用剂量为 15～20 g。白术生用可利水,炒用能健脾,儿科常用剂量为 8～10 g。防风,观其名而知其效用,即防御风邪之药,有邪则散之,无邪则防之,常用剂量为 5～6 g,与黄芪、白术合用共奏祛风散寒、益气固表之功。现代药理研究表明,玉屏风散复方可使反复上呼吸道感染患儿的血清免疫球蛋白 IgA 增加,还能明显提高 IgG 含量,对于变态反应性鼻炎、支气管哮喘疗效显著。

四君子汤,首见于宋代《太平惠民和剂局方》,为益气健脾首选方,由《伤寒论》中"理中丸"去秉性燥烈之干姜,换为性质平和之茯苓,由驱除大寒变成温补中气。方中只人参、白术、茯苓、甘草四味,不热不燥,药力平和,诚如"君子致中和"之古风。现代方剂药理研究表明,四君子汤具有调节胃肠功能的作用,能提高胃蛋白酶活性,改善消化吸收功能,还具有增强免疫、促进代谢、抗应激反应等作用。本方加半夏、陈皮,则化裁为六君子汤,健脾益气、化痰燥湿,适用于痰多体弱之患儿。如再加厚朴、苍术,则与陈皮、甘草合为平胃散,适用于脾虚湿盛、纳差、便溏、舌苔白腻之患儿。小儿乃稚阴稚阳之体,体内水液含量比成人高,细胞内外水的进出量是成人的一倍,汗出伤阴,故多数患儿存在阴虚表现。阴虚则内热,若小儿症见舌质红、苔净,则取朱丹溪滋阴清热之法,去方中苍术、白术,改用知母、黄柏。玉屏风、四君子二方合用,是针对小儿"肺常不足""脾常不足"的特点,同时脾土与肺金为相生母子,故有肺脾同治之意。临床中小儿反复呼吸道感染、哮喘缓解期、肺炎恢复期、单纯自汗证均适用之。

仲景黄芪桂枝五物汤,功可调养营卫、祛风散邪、和血通痹。方中白芍酸收敛汗,桂枝开表散邪,二药合用,一散一敛,调和营卫。临证时,舌质红者可用赤芍,舌质不红者可用白芍。现代方剂药理研究显示,黄芪桂枝五物汤能够增加正常和免疫功能低下小鼠巨噬细胞吞噬功能,提高机体对有害刺激的防御作用;本方还可降低小儿反复呼吸道感染的发病频率,缩短病程,是防治小儿反复呼吸道感染的有效方剂。本方与玉屏风散合用,益气养血、调营固卫,适用于虚证复感风邪、汗多之患儿。"肺为气之主,肾为气之根",若与五味子、山茱萸合用,药入肾经,酸敛纳气,肺肾同治,对于夜间汗多之患儿往往取效更著。唐为勇还常配以黄芩,清郁热、祛痰湿,引诸药上行入肺。

该组方为唐为勇多年临床经验之精华,久经临床验证,是中医儿科"既病防变、病后防复"治疗原则的集中体现。儿童表虚,腠理不固,汗孔开泄,易感风寒;脾常不足,为生痰之源,积滞内生。方中玉屏固表,六君健脾,牡蛎散止汗,随证化裁,阴阳两分,每收奇效。

二、肺喘方

肺喘方为唐为勇治疗小儿呼吸系统疾病的经验方,常用于小儿哮喘、肺炎所致的喘息咳嗽。该方由大小青、一捻金化裁。方中桂麻各半、大小青龙、定喘白果、泻白散上宣肺气。以一捻金、牵牛子下清大肠,釜底抽薪以保肺金。寒者重用黑附块、白附子;热者以白虎、石膏清解。

小青龙汤出自张仲景《伤寒论》,原文:"伤寒表不解,心下有水气,干呕,发热而咳,或渴,或利,或噎,或小便不利,少腹满,或喘者,小青龙汤主之。"此方是治疗外感风寒、寒饮内停喘咳的常用经典方剂,临床上广泛应用于哮喘病的治疗。大青龙汤主治寒邪束表、阳郁过盛,该方药后具有汗出邪散、表里双解、郁热顿除之功效。小儿肺脏娇嫩,腠理疏薄,表卫易受风邪侵袭。风寒束表,卫阳被遏,热伤津液,炼液为痰。《证治汇补·哮病》指出:"哮为痰喘之久而常发者,因内有壅塞之气,外有非时之感,膈有胶固之痰,三者相合,闭拒气道,搏击有声,发为哮病。"方中麻黄、桂枝相须为君,发汗散寒以解表邪,且麻黄又能宣发肺气而平喘咳,桂枝化气行水以利里饮之化。佐以生姜,加强辛温发汗散寒,以启表闭。然而小儿脾肺常虚,若纯用辛温发散,恐耗伤肺气,故佐以芍药和营养血,此药与辛散之品相配,一散一收,既可增强止咳平喘之功,又可制约诸药辛散温燥太过之弊;半夏燥湿化痰,和胃降逆,亦为佐药。炙甘草、大枣和中以滋汗源药。此方配伍严谨,散中有收,开中有合,使风寒解,水饮去,宣降复,则诸症自平。现代药理研究也表明麻黄其化学结构与肾上腺素相似,使支气管平滑肌松弛,阻止过敏介质的释放,使末梢血管收缩,从而缓解支气管黏膜的肿胀,改善通气,有利于分泌物排出。桂枝抑制炎性肿胀的作用最强,芍药同桂枝有协同作用。桂枝的挥发油部分由呼吸系统排出,对呼吸道炎症有消炎作用。

一捻金方见《医宗金鉴》,专治小儿突然暴喘,俗名马脾风证。由于小儿肺脾常不足,脾为生痰之源,肺为贮痰之器,痰饮潜伏于内,偶遇七情饮食所伤,或外感时令之风寒,束其肌表则发为哮喘。伏邪从肺络应激而起转气达卫则发热恶寒。寒热遏久化热充斥肺系并熬津液为痰,灼伤气机,腐浊血络而生秽浊,故而阻塞气道而出现喘促气急。或饮食伤胃或痰积胃中,溢于膈上,而作哮喘。故在治疗上要紧扣肺与大肠相表里之源,灵活加减。小儿乳食不知自节,多为饮食所伤、脾胃积热、闭郁肺气之病理特点,用一捻金治疗,有清泻气分实热、降痰开闭、消积通腑而不伤正的功效。此举上病下取,依据肺与大肠相表里,上壅者疏其下,通腑泄热,使肺中之热借阳明而去。且能抗感染,有效地清除哮喘的激发因素,亦有免疫调节作用,减少变态反应,能抑制哮喘发作极重要的一环——发敏阶段。

三、疏解合剂

上呼吸道感染而发热是儿科最常见病症,多数由病毒引起。由于小儿肌肤嫩弱,腠理疏松,卫外功能未固,故发病突然,传变迅速。病后又常因正气受损,抗病能力低下而罹患他疾。唐为勇喜用自创的疏解合剂治疗儿童外感疾病。疏解合剂组成如下:荆芥、防风、紫苏、香薷、藿香、佩兰、厚朴、半夏、茯苓、党参、柴胡、黄芩各 10 g,甘草 6 g。此方乃取荆防败毒散之散寒解表,又取小柴胡汤之表里双解,预防传变。此外,也注意顾护正气,鼓邪外出。此方阴阳并举,起到疏、解、扶之功。此方配伍得当,补疏相宜。

1. 解表化湿 《经》云"体若燔炭,汗出而散",小儿脏腑稚嫩,形气不足,肺气不足无以固表,易感风寒。故方中重用荆防、紫苏、香薷等辛温之品,具有良好的温散、发汗解热之功。明代儿科医家万全曾指出小儿五脏之中脾常不足,感冒后易夹湿夹滞,加用佩兰、厚朴、茯苓,芳香开窍,渗湿宽中,既有助于辛温表散之剂功能的发挥,又有助于正阳腾越助长达邪之力。

2. 表里双解 疾病从发生发展,一直处于邪正相争的运动变化之中。如伤寒的六经传变,即是由太阳而阳明、少阳,而太阴、少阴、厥阴进行传变。这是疾病由阳转阴,由轻到重的发展过程。唐为勇采用小柴胡汤化裁,此方源于张仲景创制的和解剂,原方中运用人参扶助正气,预防外感病由表入里、由轻转重,使疾病和解在本经。吴谦《医宗金鉴》说:"以其邪在半表半里,而角于躯壳之内界,在半表者,是客邪为病也,在半里者,是主气受病也。邪在两界之间,各无进退而相持,故立和解一法,既以柴胡解少阳在经之表寒,黄芩解少阳在腑之里热,犹恐在里之太阴,正气一虚,在经之少阳,邪气乘之,故以姜枣、人参和中而壮里气,使里不受邪而和,还表作解也。"本方中党参味甘性平,归脾、肺经,益气补中,鼓舞正气,预补其虚,以防外邪复传入里。甘草味甘平,邪气传里,则里气不治,甘以缓之,是以甘物为之助,故用党参、甘草为佐,以扶正气而复之也;半夏味辛微温,邪初入里,则里气逆,辛以散,是以辛物为之助,故用半夏为佐,以顺逆气而散邪也,里气平正,则邪气不得深入,是以三味佐柴胡以和里。旨在领出在内之邪,不使久留,促使疾病尽快康复,以预防传变。

3. 扶正驱邪 小儿娇肺遭伤,不易愈。《素问·评热病论篇》说:"邪之所凑,其气必虚。"故正气的强弱尤为关键。小儿形气未充,脏腑娇嫩,成而未全,全而未壮,正气不足,御外功能较弱,易患外感。对于小儿外感病的治疗,顾护正气是其治疗特点,唐为勇以此为依据,常于大剂解表药中稍用党参,取其升发正气,预防传变,使外邪在本经而解。

现代药理学研究发现其主要药理作用如下:党参多糖能明显增强实验动物的细胞免疫,主要是增加巨噬细胞数量,吞噬能力。

唐为勇认为小儿为稚阴稚阳之体,外感风邪,传变迅速,太阳表证时间甚短,易向少阳、阳明传变,这主要由于正阳虚损,不能御邪之故,所以会于常用解表剂中设党参、柴胡、黄芩、半夏等小柴胡汤之主剂,增强和解之力,设防于表里之间,防邪里传。此外小儿形气未充,外感热病中需适当扶正补虚,其要义确是扶正达邪。此乃古方联合使用之妙矣。

第五章 医 案

一、肺系病证

（一）感冒

案 1

朱某，男，3 岁。

初诊（2013 年 11 月 11 日）

发热 5 日。患儿近 5 日发热，体温波动于 38～39℃，无汗偶咳，不畏寒，口唇淡，手足冷，胃纳减少，无呕吐腹泻，二便尚调，舌红苔薄白。自服布洛芬、抗病毒口服液等 3 日未见效。查体：神清，精神一般，咽稍红，双侧扁桃体轻肿，两肺呼吸音粗，未闻及明显干、湿啰音，心音有力，律齐，未及杂音，腹软无殊。全身未及皮疹。血常规示：白细胞计数 $5.8×10^9$/L，中性粒细胞百分比 43％，淋巴细胞 56％，C 反应蛋白<8 mg/L。胸片示：两肺纹理增粗。

[诊断] 中医：感冒（外感风寒，内传少阳）。西医：急性上呼吸道感染。

[治则] 和解少阳，扶正达邪。

[方药] 取小柴胡汤化裁。

软柴胡 9 g　淡黄芩 9 g　姜半夏 9 g　生甘草 3 g　太子参 10 g　紫苏叶 9 g　青蒿 10 g　红枣 5 枚　生姜 3 片　桂枝 9 g　白芍 10 g

3 剂（分 6 日服用）。水煎服。

二诊（2013 年 11 月 18 日）

患儿服药后第二日，体温下降，第三日体温正常。复诊：热退，偶咳，少流涕，夜间有汗，饮食二便无特殊。舌淡苔薄白。少阳邪已解。治以补中益气，扶正达邪为主。处方：六君子汤合牡蛎散加减化裁。

太子参 10 g　知母 10 g　黄柏 10 g　紫苏梗 9 g　浮小麦 15 g　瘪桃干

10 g　糯稻根 10 g　当归 10 g　生地 10 g　嫩射干 9 g　百部 9 g　胆南星 6 g　鱼腥草 10 g　辛夷 6 g　莱菔子 9 g　桂枝 9 g　椒目 5 g　黄芪 9 g　牡蛎 9 g　姜半夏 9 g　茯苓 10 g　麻黄根 9 g　甘草 6 g　大白芍 9 g　五味子 9 g　防风 9 g　黄芩 9 g

7 剂(分 14 日服用)。水煎服。

【按语】《素问·太阴阳明论篇》:"伤于风者,上先受之。"患儿因外感风寒,表不得解,正不胜邪,内传少阳,寒热往来,形成半表半里之证。少阳为枢,邪入少阳,则枢机不利,正不胜邪,邪气内入,而发寒热往来。唐为勇认为,由于邪在半表半里之间,故不能发汗以解表,亦不能攻下以治里,唯用和解之法,方选小柴胡汤化裁。方中以柴胡解少阳在经之表寒,黄芩清少阳在腑之里热,姜、枣、人参和中而欲壮里气,使里不受邪而和,还表以作解。另加桂枝、白芍调和营卫,温通心阳,紫苏叶疏风解表,青蒿清热除蒸而不耗伤气血。患儿服药 3 剂后病已瘥,即予六君牡蛎散化裁补中益气,扶正达邪。

案 2

董某,女,4 岁。

初诊(2013 年 11 月 18 日)

咳嗽,发热,最高体温 38.9℃,少痰,无吐泻,苔薄,质红。查体:咽部充血,两肺呼粗,心音有力,律齐,未及杂音。腹软无殊。

[诊断] 中医:感冒(外感风热)。西医:急性上呼吸道感染。

[治则] 清热解表,扶正达邪。

[方药] 取升麻葛根汤合柴葛解肌汤加减。

太子参 20 g　黄芩 10 g　姜半夏 10 g　柴胡 10 g　生甘草 10 g　桂枝 10 g　白芍 10 g　升麻 6 g　生白术 10 g　杏仁 10 g　紫苏叶 10 g　葛根 10 g

4 剂(分 8 日服用)。水煎服。

二诊(2013 年 11 月 25 日)

经药后,第二日热退,咳嗽减轻,无发热,亦无吐泻。汗出。今予益气固表止汗治疗。处方:

苍术 9 g　厚朴 6 g　黄柏 10 g　胆南星 6 g　知母 10 g　当归 10 g　生地 10 g　浮小麦 15 g　瘪桃干 10 g　糯稻根 10 g　辛夷 6 g　莱菔子 9 g　嫩射干 9 g　百部 9 g　鱼腥草 10 g　黄芪 9 g　牡蛎 9 g　姜半夏 9 g　茯苓 10 g　麻黄

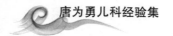

根 9g　甘草 6g　大白芍 9g　五味子 9g　防风 9g　黄芩 9g　太子参 6g

7 剂(分 14 日服用)。水煎服。

【按语】《幼科释谜·感冒》:"感冒之原,由卫气虚,元府不闭,腠理常疏,虚邪贼风,卫阳受撼。"小儿感冒多与小儿卫气不足有密切关系。故在解表的同时,一定要顾护卫气,加强益气固表力量。

案 3

朱某,男,5 岁。

初诊(2012 年 9 月 5 日)

发热 1 日。昨起突然出现发热,体温 38.6℃,不喘,少咳。今日出现咳嗽加剧,体温 38.5℃,不喘,干咳少痰,无喷嚏流涕,咽痒。查体:咽红,扁桃体Ⅰ度肿大,无渗出物,心肺无异常。舌红,苔薄,脉小数。

[诊断] 中医:感冒病(风热犯肺)。西医:急性上呼吸道感染。

[治则] 疏风宣肺,清热止咳。

[方药] 取荆防败毒散加减。

荆芥 9g　防风 9g　蒲公英 15g　板蓝根 9g　玄参 9g　知母 9g　桔梗 9g　牛蒡子 9g　嫩射干 9g　甘草 9g　柴胡 9g　半夏 9g　黄芩 9g　大青叶 10g　鱼腥草 15g　紫苏叶 9g

4 剂(分 8 日服用)。水煎服。

二诊(2012 年 9 月 10 日)

患儿家长诉服用 1 剂后热退,继服 1 剂后无热,咳减,继而家长停服。今要求调理。予六君子汤合牡蛎散加减化裁。

太子参 10g　知母 10g　黄柏 10g　莱菔子 9g　浮小麦 15g　瘪桃干 10g　糯稻根 10g　当归 10g　生地 10g　嫩射干 9g　百部 9g　胆南星 6g　鱼腥草 10g　辛夷 6g　黄芪 9g　牡蛎 9g　紫苏叶 9g　姜半夏 9g　茯苓 10g　麻黄根 9g　甘草 6g　大白芍 9g　五味子 9g　防风 9g　黄芩 9g

7 剂(分 14 日服用)。水煎服。

【按语】《景岳全书·伤风论证》:"伤风之病,本由外感……邪轻而浅者,止犯皮毛,即为伤风。"此患者为外感风寒,感冒初期,服用荆防败毒散即可,不必取辛凉重剂。荆芥、防风、蒲公英、板蓝根清热解毒,牛蒡子、玄参清利咽喉,桔梗、嫩射干止咳。诸药合用,奏疏风解表之功效。二诊时,咳嗽减轻,故予健脾益气,固表止汗治疗。

案4

患儿,女,2岁。

初诊(2013年6月11日)

发热2日。患儿于2日前突然发热,体温达38.5℃,不伴咳嗽流涕,无呕吐腹泻。查体:体温38℃,神清,面色可,气平,咽红,心音有力,律齐,未及杂音。两肺呼吸音粗。腹软无异常。舌质红,苔薄黄。

[诊断] 中医:感冒(外感风热)。西医:急性上呼吸道感染。

[治则] 疏风散热,辛凉解表。

[方药] 取小柴胡汤合桑菊饮。

党参9g 半夏9g 柴胡9g 黄芩9g 甘草6g 紫苏叶9g 板蓝根9g 杏仁9g 桑叶9g 杭白菊9g

7剂(分14日服用)。水煎服。

二诊(2013年6月25日)

经药后,第二日热退,伴小咳,无吐泻。汗出。

苍术9g 厚朴6g 黄柏10g 胆南星6g 知母10g 当归10g 生地10g 浮小麦15g 瘪桃干10g 糯稻根10g 辛夷6g 莱菔子9g 嫩射干9g 百部9g 鱼腥草10g 黄芪9g 牡蛎9g 姜半夏9g 茯苓10g 麻黄根9g 甘草6g 大白芍9g 五味子9g 防风9g 黄芩9g 太子参6g

7剂(分14日服用)。水煎服。

【按语】风热之邪,侵犯肺咽。邪在卫表,则致发热较重。小儿发病之后易于传变,即使是外感风寒,正邪相争,寒易化热,或表寒未解,已入内化热,也可形成寒热夹杂之证。该患儿属于外感风热表证,治疗上去辛凉解表,加柴胡解邪在半表半里之间。二诊时,患儿感冒已基本愈,有小咳,故予益气固表治疗。效果明显。

(二)咳嗽

案1

俞某,男,6岁。

初诊(2013年4月1日)

咳嗽6日,以单声咳嗽为主,无痰,无发热,无吐泻。纳差,二便调。查体:

咽不红,两肺呼粗,心音有力,律齐,未及杂音,腹软无殊。舌质红,苔薄,脉细。

[诊断] 中医:咳嗽(气阴不足)。西医:慢性咽喉炎。

[治则] 益气养阴,宣肺止咳。

[方药] 取六君子汤合牡蛎散加减化裁。

苍术9g 厚朴6g 黄柏10g 胆南星6g 知母10g 当归10g 生地10g 浮小麦15g 瘪桃干10g 糯稻根10g 辛夷6g 莱菔子9g 嫩射干9g 百部9g 鱼腥草10g 黄芪9g 牡蛎9g 姜半夏9g 茯苓10g 麻黄根9g 甘草6g 大白芍9g 五味子9g 防风9g 黄芩9g 玄参9g 麦冬9g

7剂(分14日服用)。水煎服。

二诊(2013年4月15日)

药后单声咳嗽显减,入夜偶咳,身无寒热,亦无吐泻,舌干苔薄质红,心肺无异常,腹软。证属表卫气虚,咽喉不利。

太子参10g 知母10g 黄柏10g 莱菔子9g 浮小麦15g 瘪桃干10g 糯稻根10g 当归10g 生地10g 嫩射干9g 百部9g 胆南星6g 鱼腥草10g 辛夷6g 黄芪9g 牡蛎9g 紫苏叶9g 姜半夏9g 茯苓10g 麻黄根9g 甘草6g 大白芍9g 五味子9g 防风9g 黄芩9g 板蓝根9g 夏枯草9g 玄参6g 麦冬9g

7剂(分14日服用)。水煎服。

【按语】唐为勇认为,该患儿咳嗽主要以单声咳嗽为主,单声咳嗽有别于连续性咳嗽,单声咳嗽往往咽喉部不适,刺激性干咳,大多是慢性咽喉炎引起。故治疗上不宜使用过多止咳化痰药物,而应使用利咽养阴药物。故该患儿治疗以养阴益气,宣肺止咳为主。玄参、麦冬养阴清咽。二诊时,咳嗽减轻,舌干苔薄质红。故继续以养阴益气治疗为主,并嘱患儿多饮水。

案2

患儿,男,7岁。

初诊(2013年11月18日)

咳嗽2日。近2日咳嗽,有痰,不易咳出,无发热,无吐泻。纳差,二便调。汗出多。查体:咽略红,两肺呼粗,心音有力,律齐,未及杂音,腹软无殊。苔薄,质红,唇红。患儿既往有哮喘史。

[诊断] 中医:咳嗽(肺脾气虚)。西医:急性支气管炎。

[治则] 益气健脾,宣肺止咳。

[方药] 六君子汤合牡蛎散加减化裁。

苍术9g 厚朴6g 黄柏10g 胆南星6g 知母10g 当归10g 生地10g 浮小麦15g 瘪桃干10g 糯稻根10g 辛夷6g 莱菔子9g 嫩射干9g 百部9g 鱼腥草10g 黄芪9g 牡蛎9g 姜半夏9g 茯苓10g 麻黄根9g 甘草6g 大白芍9g 五味子9g 防风9g 黄芩9g 太子参6g

7剂(分14日服用)。水煎服。

备用4剂发热、咳嗽加重时服用:

麻黄10g 桂枝10g 杏仁10g 石膏30g 生甘草10g 黄芩10g 葶苈子10g 浙贝母10g 知母10g 紫苏子10g 桃仁10g 椒目10g

4剂(分8日服用)。水煎服。

【按语】该患儿既往有哮喘史,此次就诊时哮喘未发作。此次咳嗽,唐为勇认为,是由于表卫气虚的表现。故治疗上就需益气健脾、固表止汗常用方剂则为六君子汤合牡蛎散加减。唐为勇认为不宜使用过多攻伐重剂,当以健脾益气、止咳化痰药物即可,中病即止,扶正达邪。但小儿病例特点是发病容易,传变迅速。故今另配4剂咳嗽加重伴喘息时疏风清热、宣肺化痰的中药。

案3

患儿,男,6岁。

初诊(2013年11月18日)

发热1日伴咳嗽。发热1日,最高体温38.5℃,咳嗽,痰多,无吐泻。纳差,二便调。查体:咽部充血,心律齐,两肺呼粗。苔薄质淡红。

[诊断] 中医:咳嗽(风寒袭肺)。西医:急性支气管炎。

[治则] 疏风散寒,宣肺止咳。

[方药] 取柴胡桂枝汤加减。

太子参20g 黄芩10g 姜半夏10g 柴胡10g 生甘草10g 陈皮10g 茯苓10g 桂枝10g 嫩射干10g 白芍10g 椒目10g 百部10g 板蓝根20g 红枣3枚 生姜1片

4剂(分8日服用)。水煎服。

二诊(2013年11月25日)

服药第二日,体温降至正常。今咳嗽减轻,痰少,胃纳转佳。证属表卫气虚。

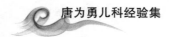

予益气固表治疗。取六君子汤合牡蛎散加减化裁。处方：

苍术9g　厚朴6g　黄柏10g　胆南星6g　知母10g　当归10g　生地10g　浮小麦15g　瘪桃干10g　糯稻根10g　辛夷6g　莱菔子9g　嫩射干9g　百部9g　鱼腥草10g　黄芪9g　牡蛎9g　姜半夏9g　茯苓10g　麻黄根9g　甘草6g　大白芍9g　五味子9g　防风9g　黄芩9g

7剂（分14日服用）。水煎服。

【按语】该患者因感受风寒，肺气失宣，浊气上升，故出现咳嗽咳痰。治疗以疏风散寒、宣肺止咳为主。桂枝通经络，助卫阳，解肌发表调营卫，芍药益阴敛营，敛固外泄之营阴。生姜甘温，助桂枝辛散表邪，大枣甘平，既能益气补中，且可滋脾生津。太子参益气健脾，板蓝根疏风解表。二诊时，无发热，咳嗽轻，故予益气固表之剂巩固治疗。

案4

患儿，女，4岁。

初诊（2013年11月18日）

发热昨起，咳嗽，有痰，痰色白质稀。无吐泻，纳少，二便尚调。查体：咽不红，两肺呼粗，心音有力，律齐，未及杂音，腹软无异常。苔薄质红，脉沉细。

[诊断]中医：咳嗽（风寒袭肺）。西医：急性支气管炎。

[治则]疏风散寒，温肺化痰。

[方药]取柴胡桂枝解肌汤加减。

太子参20g　黄芩10g　姜半夏10g　柴胡10g　生甘草10g　桂枝10g　白芍10g　杏仁10g　紫苏子10g　嫩射干10g　百部10g　橘红10g　葛根9g　红枣3枚　生姜1片

4剂（分8日服用）。水煎服。

二诊（2013年11月25日）

经药后，第二日体温降至正常，未上升之势。咳嗽减轻，故予益气固表止汗之剂治疗。取六君子汤合牡蛎散加减化裁。处方：

苍术9g　厚朴6g　黄柏10g　胆南星6g　知母10g　当归10g　生地10g　浮小麦15g　瘪桃干10g　糯稻根10g　辛夷6g　莱菔子9g　嫩射干9g　百部9g　鱼腥草10g　黄芪9g　牡蛎9g　姜半夏9g　茯苓10g　麻黄根9g　甘草6g　大白芍9g　五味子9g　防风9g　黄芩9g

7剂(分14日服用)。水煎服。

【按语】该患者因感受风寒,肺气失宣,浊气上升,故出现咳嗽咳痰,治疗以疏风散寒、宣肺止咳为主。桂枝通经络,助卫阳,解肌发表调营卫,芍药益阴敛营,敛固外泄之营阴。生姜甘温,助桂枝辛散表邪,大枣甘平,既能益气补中,且可滋脾生津。葛根解肌,太子参益气健脾。二诊时,无发热,咳嗽轻,故予益气固表之剂巩固治疗。

案5

某外籍患儿,男,4岁。

初诊(2013年11月18日)

咳嗽,早晚尤甚,少痰,无发热,无吐泻。纳可,二便调。查体:咽略红,两肺呼粗,心音有力,律齐,未及杂音,腹软无殊。舌质红苔薄,脉细。

[诊断] 中医:咳嗽(肺脾气虚)。西医:急性支气管炎。

[治则] 益气健脾,宣肺止咳。

[方药] 取玉屏风合二陈汤加减化裁。

黄芪10g 太子参10g 生白术10g 防风6g 姜半夏10g 陈皮10g 云茯苓10g 生甘草10g 桂枝10g 大白芍10g 五味子10g 莱菔子10g

7剂(分14日服用)。水煎服。

二诊(2013年12月2日)

经药后,症情得减,今偶咳,偶有痰声,汗出。证属表卫气虚,再予益气固表为之。处方:

苍术9g 厚朴6g 黄柏10g 胆南星6g 知母10g 当归10g 生地10g 浮小麦15g 瘪桃干10g 糯稻根10g 辛夷6g 莱菔子9g 嫩射干9g 百部9g 鱼腥草10g 黄芪9g 牡蛎9g 姜半夏9g 茯苓10g 麻黄根9g 甘草6g 大白芍9g 五味子9g 防风9g 黄芩9g 玄参6g

7剂(分14日服用)。水煎服。

【按语】小儿肺脏娇嫩,外合皮毛,肺常不足,唐为勇认为,这都是表卫气虚的表现。唐为勇认为不宜使用过多攻伐重剂,当以健脾益气、止咳化痰药物即可,中病即止,扶正达邪。二诊时,咳嗽明显减轻,继续以益气固表治疗为主,效果明显。

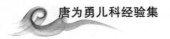

案 6

沈某,女,4 岁。

初诊(2013 年 11 月 18 日)

昨起发热,37.5℃,偶咳,少痰,无吐泻。查体:咽部充血,两肺呼粗。心音有力,律齐,未及杂音。腹软无异常。舌质淡红。

[诊断]中医:感冒(外感风寒)。西医:急性上呼吸道感染。

[治则]疏风解表,扶正达邪。

[方药]取黄芪桂枝汤加减。

黄芪 10 g　太子参 10 g　生白术 10 g　防风 6 g　姜半夏 10 g　陈皮 10 g 云茯苓 10 g　生甘草 10 g　桂枝 10 g　大白芍 10 g　五味子 10 g

7 剂(分 14 日服用)。水煎服。

二诊(2013 年 12 月 1 日)

经药后,第二日热退,偶咳,亦无吐泻。汗出。今予益气固表止汗治疗。处方:

苍术 9 g　厚朴 6 g　黄柏 10 g　胆南星 6 g　知母 10 g　当归 10 g　生地 10 g　浮小麦 15 g　瘪桃干 10 g　糯稻根 10 g　辛夷 6 g　莱菔子 9 g　嫩射干 9 g　百部 9 g　鱼腥草 10 g　黄芪 9 g　牡蛎 9 g　姜半夏 9 g　茯苓 10 g　麻黄根 9 g　甘草 6 g　大白芍 9 g　五味子 9 g　防风 9 g　黄芩 9 g　太子参 6 g

7 剂(分 14 日服用)。水煎服。

【按语】小儿感冒多与小儿卫气不足有密切关系。故在解表的同时,一定要顾护卫气,加强益气固表力量。方中加用黄芪、太子参益气固表,起到扶正达邪之目的。

案 7

赵某,男,1 岁。

初诊(2013 年 11 月 18 日)

咳喘 2 日,痰多,无热。纳差,二便调。查体:咽部稍红,二肺满布哮鸣音、湿啰音。心音有力,律齐,未及杂音。腹软无异常。舌质淡白,苔腻。

[诊断]中医:咳嗽(痰湿咳嗽)。西医:哮喘性支气管炎。

[治则]燥湿化痰,宣肺平喘。

[方药]取射干麻黄汤合麻杏石甘汤化裁。

苍术9g 杏仁9g 柴胡9g 陈皮9g 桔梗9g 嫩射干9g 百部9g
桑白皮9g 板蓝根15g 陈胆南星9g 辛夷9g 鱼腥草15g 莱菔子9g
白果6g 款冬花9g 炙麻黄9g 川桂枝9g 甘草9g 姜半夏9g

4剂(分8日服用)。水煎服。

二诊(2013年11月25日)

经药后,咳喘减轻。无发热,无吐泻。汗出。今予益气固表止汗治疗。

苍术9g 厚朴6g 黄柏10g 胆南星6g 知母10g 当归10g 生地
10g 浮小麦15g 瘪桃干10g 糯稻根10g 辛夷6g 莱菔子9g 嫩射干
9g 百部9g 鱼腥草10g 黄芪9g 牡蛎9g 姜半夏9g 茯苓10g 麻黄
根9g 甘草6g 大白芍9g 五味子9g 防风9g 黄芩9g 太子参6g

7剂(分14日服用)。水煎服。

【按语】 该患儿因痰浊阻塞肺络,肺气闭塞不畅,湿为黏腻之邪,病证缠绵,当以宣肺清热利湿。麻黄宣肺平喘,化痰利咽,半夏化饮降逆,桂枝辛散风寒,葶苈子泻肺降逆,苍术燥湿化痰治疗,陈皮、莱菔子、茯苓健脾燥湿化痰,诸药合用共奏散寒逐饮、化痰平喘之功效。患儿年幼,脏腑清灵,愈合迅速,不必尽剂。"邪之所凑,其气必虚",所以正气盛则邪不能入侵,尽早扶正,邪去迅速。二诊时注重顾护卫表,治拟益气固表之剂。

案8

患儿,男,8岁。

初诊(2012年5月6日)

咳嗽咳痰3周。3周前出现咳嗽咳痰,无发热,痰色黄,质稀,量中等,晨起尤甚。阵汗。无明显喘鸣。胃纳可,夜寐安。查体:两肺呼吸音清,咽略红,扁桃体不大。舌红,苔薄黄,脉浮紧。

[诊断]中医:咳嗽(痰热郁肺)。西医:急性支气管炎。

[治则]清热化痰,宣肺理气。

[方药]取六君子汤合牡蛎散加减化裁。

太子参10g 知母10g 黄柏10g 莱菔子9g 浮小麦15g 瘪桃干
10g 糯稻根10g 当归10g 生地10g 嫩射干9g 百部9g 胆南星6g
鱼腥草10g 辛夷6g 黄芪9g 牡蛎9g 紫苏叶9g 姜半夏9g 茯苓
10g 麻黄根9g 甘草6g 白芍9g 五味子9g 防风9g

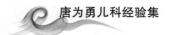

7剂(分14日服用)。水煎服。

二诊(2012年5月20日)

经药后,咳嗽咳痰减轻,无发热,无恶心呕吐。故以前方加减继续治疗。

太子参10g　知母10g　黄柏10g　莱菔子9g　浮小麦15g　瘪桃干10g　糯稻根10g　当归10g　生地10g　嫩射干9g　百部9g　胆南星6g　鱼腥草10g　辛夷6g　黄芪9g　牡蛎9g　紫苏叶9g　姜半夏9g　茯苓10g　麻黄根9g　甘草6g　大白芍9g　五味子9g　防风9g　黄芩9g

7剂(分14日服用)。水煎服。

继服14剂而愈。

【按语】《素问·咳论篇》:"五脏六腑皆令人咳,非独肺也。"咳嗽病变部位主要在肺,以肺气失宣为主。小儿咳嗽亦常与脾相关,脾虚生痰,上贮于肺。脾为生痰之源,肺为贮痰之器。治疗以清热化痰,宣肺健脾为主。知母、黄柏清热泻火,瘪桃干、浮小麦、糯稻根收敛止汗,生地清热生津,嫩射干、百部、胆南星、鱼腥草止咳化痰,辛夷通窍,莱菔子降气化痰,太子参补脾益气。诸药合用,起到清热化痰、宣肺理气之意。

案9

王某,女,4岁。

初诊(2012年12月9日)

反复咳嗽1月余。患儿近1个月来极易感冒,反复咳嗽,尤以夜间咳甚,且伴有痰鸣,易自汗。查体:体瘦,面色欠华,咽部略红,心音有力,律齐,未及杂音。两肺呼吸音粗,腹软无异常。舌苔薄白,舌质淡,脉细弱。

[诊断]中医:咳嗽(营虚卫弱,阴阳两虚)。西医:咳嗽。

[治则]温阳摄阴,护卫和营。

[方药]取桂枝龙牡汤加味。

炙桂枝3g　炒白芍10g　煅龙骨20g　煅牡蛎20g　炙甘草6g　桔梗6g　瘪桃干10g　糯稻根10g　生姜2片　红枣5枚　嫩射干6g

7剂(分14日服用)。水煎服。

二诊(2012年12月23日)

患儿服药后,汗出明显减少,咳嗽减轻。面色有光泽。

炙桂枝3g　炒白芍10g　煅龙骨20g　煅牡蛎20g　炙甘草6g　桔梗

6 g　瘪桃干 10 g　糯稻根 10 g　生姜 2 片　红枣 5 枚　嫩射干 6 g　黄芪 10 g　白术 10 g　防风 10 g

7 剂(分 14 日服用)。水煎服。

治疗后好转。

【按语】《小儿卫生总微论方》:"治嗽大法,盛则下之,久则补之,风则散之,更量大小虚实,以意施治。"该患儿咳嗽月余,易感冒自汗。证属营虚卫弱,阴阳两虚。治拟温阳摄阴,护卫和营。煅龙骨、煅牡蛎补益心脾,收敛止汗,桔梗、甘草、嫩射干止咳,二诊时加用玉屏风散(黄芪、白术、防风)加强止汗益气固表之力。治疗后好转。

（三）肺炎喘嗽

案 1

韩某,男,12 个月。

初诊(2013 年 11 月 4 日)

咳喘 2 日。患儿 2 日前因感受风寒,出现咳嗽气促,喉中痰鸣有声,难以咯出。鼻塞流清涕。无发热,纳少,二便尚调。自服止咳化痰药未见疗效。查体:咽不红,两肺可闻及少量哮鸣音、中湿啰音,中等量痰,心音有力,律齐,未及杂音,腹软无殊。舌淡苔白,脉细。

[诊断] 中医:肺炎喘嗽(风寒闭肺)。西医:毛细支气管炎。

[治则] 散寒化饮,降逆平喘。

[方药] 取麻黄汤合三子养亲汤加减。

炙麻黄 5 g　桂枝 9 g　杏仁 9 g　生甘草 3 g　姜半夏 9 g　陈皮 9 g　紫苏子 9 g　白芥子 9 g　莱菔子 9 g　白附子 6 g　葶苈子 9 g

3 剂(分 6 日服用)。水煎服。少量多次服用。

二诊(2013 年 11 月 11 日)

患儿服药 3 剂后咳少气平,喉中痰鸣声减轻,夜汗淋漓,苔薄质白,脉细。续予六君牡蛎散益气固表、健脾化痰治疗。

太子参 10 g　知母 10 g　黄柏 10 g　紫苏梗 9 g　浮小麦 15 g　瘪桃干 10 g　糯稻根 10 g　当归 10 g　生地 10 g　嫩射干 9 g　百部 9 g　胆南星 6 g　鱼腥草 10 g　辛夷 6 g　莱菔子 9 g　桂枝 9 g　椒目 5 g　黄芪 9 g　牡蛎 9 g　姜半夏 9 g　茯苓 10 g　麻黄根 9 g　甘草 6 g　大白芍 9 g　五味子 9 g　防风

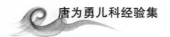

9 g　黄芩 9 g

5 剂（分 10 日服用）。水煎服。

连服 10 日后痊愈。

【按语】肺炎喘嗽的外因多责之于感受风邪，内因责之于小儿形气未充，肺脏娇嫩，卫外不固。唐为勇认为该患儿因外感风寒，寒邪束肺，痰浊内生，壅阻肺络，而至咳喘痰多，治拟散寒化饮，降逆平喘。麻黄汤是寒喘第一要方，结合二陈汤、三子养亲汤。麻黄宣肺平喘，化痰利咽，半夏化饮降逆，桂枝辛散风寒，葶苈子泻肺降逆，白附子、紫苏子、莱菔子、白芥子化痰利气，共奏散寒逐饮、化痰平喘之功效。患儿年幼，脏腑清灵，愈合迅速，不必尽剂。故唐为勇 3 剂后予六君牡蛎散加苍术、厚朴来益气健脾、燥湿化痰治疗。"邪之所凑，其气必虚"，所以正气盛则邪不能入侵，尽早扶正，邪去迅速。

案 2

凌某，女，6 岁。

初诊（2013 年 4 月 1 日）

右中肺支原体肺炎，发热 10 日。外院已予阿奇霉素静脉补液 1 周，咳嗽频发，已诊肺炎住入医院，苔浊腻，舌质红，心无异常，两肺呼粗，胸片示右肺呈斑片状阴影。

[诊断] 中医：肺炎喘嗽（风寒闭肺）。西医：支原体肺炎。

[治则] 散寒化饮，化湿宣肺。

[方药] 取苍术白虎汤、嫩射干麻黄汤、大青龙汤化裁。

净麻黄 9 g　桂枝 9 g　杏仁 9 g　厚朴 9 g　甘草 3 g　苍术 9 g　知母 9 g　嫩射干 9 g　黄芩 9 g　葶苈子 9 g　浙贝母 9 g　百部 6 g　柴胡 9 g　紫苏叶 9 g

2 剂（分 4 日服用）。水煎服。

二诊（2013 年 4 月 3 日）

患者服药第二日，体温降至正常。咳嗽减轻，舌苔白腻。

净麻黄 9 g　桂枝 9 g　杏仁 9 g　厚朴 9 g　甘草 3 g　苍术 9 g　知母 9 g　嫩射干 9 g　黄芩 9 g　葶苈子 9 g　浙贝母 9 g　百部 6 g　紫苏叶 9 g

3 剂（分 6 日服用）。

【按语】该患儿风邪宿于表分，痰浊阻塞肺络，肺气闭塞不畅，湿为黏腻之邪,病证缠绵,当以宣肺利湿。以苍术白虎汤利湿,嫩射干麻黄汤、大青龙汤止咳平喘为主。麻黄宣肺平喘,化痰利咽,半夏化饮降逆,桂枝辛散风寒,葶苈子泻肺降逆,苍术、厚朴来益气健脾、燥湿化痰治疗,共奏散寒逐饮、化痰平喘之功效。患儿年幼,脏腑清灵,愈合迅速,不必尽剂。"邪之所凑,其气必虚",所以正气盛则邪不能入侵,尽早扶正,邪去迅速。嫩射干、百部(杀虫)、黄芩三药善于治疗支原体肺炎。

案3

患儿,女,3岁。

初诊(2013年11月18日)

发热5日,咳嗽频发,晨起咳痰,面白,已诊肺炎,外院补液已行3日,盗汗淋漓,无喘息。查体:咽部充血,心无异常,两肺闻及少量细湿啰音,腹软无异常。既往体质差,近1年肺炎数次。

[诊断]中医:肺炎喘嗽(风寒闭肺)。西医:支气管肺炎。

[治则]散寒化饮,化湿宣肺。

[方药]取嫩射干麻黄汤合大青龙汤化裁。

净麻黄9g 桂枝9g 杏仁9g 厚朴9g 甘草3g 苍术9g 知母9g 嫩射干9g 黄芩9g 葶苈子9g 浙贝母9g 百部6g 柴胡9g 紫苏叶9g

2剂(分4日服用)。水煎服。

嘱:加强护理,衣湿即换。

二诊(2013年11月22日)

服药第二日体温降至正常,未有上升之势。咳嗽减轻,盗汗。此时因表卫气虚,治宜益气固表为主,不宜再过用宣肺止咳之辛开之剂。取六君子汤合牡蛎散加减化裁。处方:

苍术9g 厚朴6g 黄柏10g 胆南星6g 知母10g 当归10g 生地10g 浮小麦15g 瘪桃干10g 糯稻根10g 辛夷6g 莱菔子9g 嫩射干9g 百部9g 鱼腥草10g 黄芪9g 牡蛎9g 姜半夏9g 茯苓10g 麻黄根9g 甘草6g 大白芍9g 五味子9g 防风9g 黄芩9g 太子参10g 吴茱萸9g

7剂(分14日服用)。水煎服。

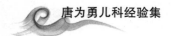

【按语】该患儿风邪宿于表分,痰浊支塞肺络,肺气闭塞不畅,湿为黏腻之邪,病证缠绵,当以宣肺止咳。以嫩射干麻黄汤、大青龙汤止咳平喘为主。麻黄宣肺平喘,化痰利咽,桂枝辛散风寒,葶苈子泻肺降逆,共奏散寒逐饮、化痰止咳之功效。患儿年幼,脏腑清灵,愈合迅速,不必尽剂。"邪之所凑,其气必虚",所以正气盛则邪不能入侵,尽早扶正,邪去迅速。二诊时,咳嗽减轻,盗汗明显,故予益气固表之剂取固摄之意。

案4

黄某,女,5岁。

初诊(2012年12月26日)

咳嗽咳痰5日。咳嗽,咳声不爽,有痰,无汗,无发热。无呕吐腹泻,大便正常,胃纳差。查体:咽红,心音有力,律齐,未及杂音。双肺呼粗,可闻及中细湿啰音。舌淡不红,苔薄腻。

[诊断]中医:肺炎喘嗽(风痰犯肺)。西医:支气管肺炎。

[治则]疏风宣肺,化痰止咳。

[方药]取大青龙汤、泻白散、一捻金化裁。

麻黄10g 桂枝10g 嫩射干9g 杏仁10g 姜半夏10g 桑白皮10g 葶苈子10g 生甘草10g 椒目10g 槟榔10g 淡黄芩10g 桃仁10g 百部9g 肥知母10g 浙贝母10g 牵牛子10g 紫苏子10g 桔梗10g 细辛3g 胆南星9g 鱼腥草20g 辛夷9g 莱菔子9g 板蓝根18g 石膏30g 厚朴10g 牛蒡子10g 白果6g 款冬花9g 苍术9g

4剂(分8日服用)。水煎服。

二诊(2013年1月2日)

咳嗽减轻,汗出。此时因表卫气虚,治宜益气固表为主,不宜再过用宣肺止咳之辛开之剂。取六君子汤合牡蛎散加减化裁。处方:

苍术9g 厚朴6g 黄柏10g 胆南星6g 知母10g 当归10g 生地10g 浮小麦15g 瘪桃干10g 糯稻根10g 辛夷6g 莱菔子9g 嫩射干9g 百部9g 鱼腥草10g 黄芪9g 牡蛎9g 姜半夏9g 茯苓10g 麻黄根9g 甘草6g 大白芍9g 五味子9g 防风9g 黄芩9g 太子参10g 吴茱萸9g

7剂(分14日服用)。水煎服。

【按语】《证治准绳·幼科》："物价散治风热喘促,闷乱不安,俗谓之马脾风。"《医宗金鉴·幼科杂病心法要诀》："暴喘传名马脾风,胸高胀满胁作坑,鼻窍煽动神闷乱,五虎一捻最灵。"该患儿风邪宿于表分,痰浊阻塞肺络,肺气闭塞不畅,湿为黏腻之邪,病证缠绵,当以宣肺止咳。故方中含一捻金、泻白散止咳平喘为主。麻黄宣肺平喘,化痰利咽,桂枝辛散风寒,葶苈子泻肺降逆,共奏散寒逐饮、化痰止咳之功效。患儿年幼,脏腑清灵,愈合迅速,不必尽剂。"邪之所凑,其气必虚",所以正气盛则邪不能入侵,尽早扶正,邪去迅速。二诊时,咳嗽减轻,盗汗明显,故予益气固表之剂取固摄之意。

案5

刘某,女,6岁。

初诊(2013 年 3 月 18 日)

患儿咳嗽 1 周余,初期发热,咳嗽频发,已肺炎。外院已行补液 6 日。今偶咳,少痰,身无寒热,亦无吐泻。胃纳差,夜寐尚可。查体:咽部稍充血,心音有力,律齐,未及杂音。两肺呼粗。腹软无异常。苔薄质淡红。

[诊断]中医:肺炎喘嗽(肺脾气虚)。西医:支气管肺炎。

[治则]益气扶正,健脾化痰。

[方药]取六君玉屏牡蛎散化裁。

太子参 10 g 知母 10 g 黄柏 10 g 莱菔子 9 g 浮小麦 15 g 瘪桃干 10 g 糯稻根 10 g 当归 10 g 生地 10 g 嫩射干 9 g 百部 9 g 胆南星 6 g 鱼腥草 10 g 辛夷 6 g 黄芪 9 g 牡蛎 9 g 紫苏叶 9 g 姜半夏 9 g 茯苓 10 g 麻黄根 9 g 甘草 6 g 大白芍 9 g 五味子 9 g 防风 9 g 黄芩 9 g 桂枝 3 g 椒目 6 g

7 剂(分 14 日服用)。水煎服。

医嘱:夜间盖被防着凉,夜汗时后背垫干毛巾。

二诊(2013 年 4 月 1 日)

患儿 2 周后复诊,偶尔咳嗽,无发热吐泻,汗多,胃纳已复,舌淡苔薄。故今治疗继续予益气扶正,固表止汗。处方:

太子参 10 g 知母 10 g 黄柏 10 g 莱菔子 9 g 浮小麦 15 g 瘪桃干 10 g 糯稻根 10 g 当归 10 g 生地 10 g 嫩射干 9 g 百部 9 g 胆南星 6 g 鱼腥草 10 g 辛夷 6 g 黄芪 9 g 牡蛎 9 g 莱菔子 9 g 紫苏梗 9 g

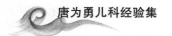

7剂(分14日服用)。水煎服。

【按语】《内经》云："正气存内,邪不可干,邪之所凑,其气必虚。"肺炎喘嗽的外因多责之于感受风邪,内因责之于小儿形气未充,肺脏娇嫩,卫外不固。唐为勇认为该患儿因外感风热后咳嗽痰多,外院已行补液治疗6日,现就诊时咳嗽已减轻,胃纳差,证属大邪已去,余浊未化。故首要任务则是益气扶正,健脾化痰。故予六君牡蛎散加桂枝、椒目益气健脾、燥湿化痰。桂枝与椒目药对,联合使用可调和营卫。二诊时,患儿基本已愈,故在原方基础上加减仍益气扶正、固表止汗治疗,效果显著。

案6

张某,男,3岁。

初诊(2012年12月26日)

咳嗽喘息3日。咳嗽喘促,有痰,发热38.5℃,出汗尚可。无呕吐腹泻,大便正常,胃纳差。咽红,心音有力,律齐,未及杂音,双肺呼粗,可闻及喘鸣音与粗湿啰音。舌质红,苔薄。

[诊断]中医:肺炎喘嗽(风热闭肺)。西医:肺炎。

[治则]辛凉宣肺,化痰止咳平喘。

[方药]取大青龙汤合泻白散化裁。

麻黄10g 桂枝10g 嫩射干9g 杏仁10g 姜半夏10g 桑白皮10g 葶苈子10g 生甘草10g 椒目10g 槟榔10g 淡黄芩10g 桃仁10g 百部9g 肥知母10g 浙贝母10g 牵牛子10g 紫苏子10g 桔梗10g 细辛3g 胆南星9g 鱼腥草20g 辛夷9g 莱菔子9g 板蓝根18g 石膏30g 厚朴10g 牛蒡子10g 白果6g 款冬花9g 苍术9g

2剂(分4日服用)。水煎服。

另予布地奈德2ml+硫酸特布他林雾化液5mg,雾化15分钟后,听诊哮鸣音明显减少。

二诊(2012年12月31日)

咳嗽减轻,喘促减轻,无发热。肺部听诊少量哮鸣音及粗湿啰音。处方:

麻黄10g 桂枝10g 嫩射干9g 杏仁10g 姜半夏10g 桑白皮10g 葶苈子10g 生甘草10g 椒目10g 槟榔10g 淡黄芩10g 桃仁10g 百部9g 肥知母10g 浙贝母10g 牵牛子10g 紫苏子10g 桔梗10g 细

辛 3 g 胆南星 9 g 鱼腥草 20 g 辛夷 9 g 莱菔子 9 g 板蓝根 18 g 石膏 30 g 厚朴 10 g 牛蒡子 10 g 白果 6 g 款冬花 9 g 苍术 9 g

2 剂（分 4 日服用）。水煎服。

三诊（2013 年 1 月 3 日）

经药后，咳嗽明显减轻，今不喘，无发热。六君玉屏牡蛎散化裁。处方：

太子参 10 g 知母 10 g 黄柏 10 g 莱菔子 9 g 浮小麦 15 g 瘪桃干 10 g 糯稻根 10 g 当归 10 g 生地 10 g 嫩射干 9 g 百部 9 g 胆南星 6 g 鱼腥草 10 g 辛夷 6 g 黄芪 9 g 牡蛎 9 g 紫苏叶 9 g 姜半夏 9 g 茯苓 10 g 麻黄根 9 g 甘草 6 g 大白芍 9 g 五味子 9 g 防风 9 g 黄芩 9 g 桂枝 3 g 椒目 6 g

7 剂（分 14 日服用）。水煎服。

【按语】肺炎喘嗽的外因多责之于感受风邪，内因责之于小儿形气未充，肺脏娇嫩，卫外不固。唐为勇认为该患儿因外感风热后咳嗽痰多，现就诊时咳嗽喘促，痰多，胃纳差，证属风热闭肺，肺气失宣。故首要任务则是宣肺化痰，止咳平喘。故予大青龙汤合泻白散宣肺止咳平喘治疗。患儿喘促明显，故予雾化吸入治疗一次。二诊时，患儿肺部听诊仍有哮鸣音及湿啰音，较首诊好转，故原方继续服用 3 日。三诊咳少，不喘，无热，故使用益气扶正固表止汗治疗，效果显著。

（四）哮喘

案 1

茅某，女，4 岁。

初诊（2013 年 9 月 4 日）

发热 3 日伴咳喘。患儿 3 日来发热无汗，体温 38℃ 上下，咳嗽多痰，夜间有喘，尚可平卧，胃纳减少，二便尚调。查体：咽部充血，双侧扁桃体微肿，咽后壁可及少量滤泡，两肺可闻及少量哮鸣音、痰鸣音。心音有力，律齐，未及杂音，腹软无殊。舌红少苔，脉数有力（有哮喘史 1 年）。

[**诊断**] 中医：哮病（风热闭肺）。西医：支气管哮喘。

[**治则**] 疏风清热，宣肺化痰。

[**方药**] 取射干麻黄汤合麻杏石甘汤化裁。

苍术 9 g 杏仁 9 g 莱菔子 9 g 生石膏 30 g 桔梗 9 g 嫩射干 9 g 百部 9 g 桑白皮 9 g 板蓝根 15 g 陈胆南星 9 g 辛夷 9 g 鱼腥草 15 g 生姜

9g　五味子9g　炙麻黄9g　川桂枝9g　甘草9g　姜半夏9g　陈皮9g　紫苏叶9g　柴胡9g

3剂(分6日服用)。水煎服。

二诊(2013年9月11日)

患儿服药3剂后热退,咳喘减轻,故治以扶正祛邪。予六君子汤合牡蛎散加减化裁。

太子参10g　知母10g　黄柏10g　莱菔子9g　浮小麦15g　瘪桃干10g　糯稻根10g　当归10g　生地10g　嫩射干9g　百部9g　胆南星6g　鱼腥草10g　辛夷6g　黄芪9g　牡蛎9g　紫苏叶9g　姜半夏9g　茯苓10g　麻黄根9g　甘草6g　大白芍9g　五味子9g　防风9g　黄芩9g

7剂(分14日服用)。水煎服。

连服14日后痊愈。

【按语】本病的发作之病机为内有壅塞之气,外有非时之感,膈有胶固之痰,三者相合,闭拒气道,搏击有声,发为哮喘。唐为勇认为该患儿因外感风热,热邪闭肺,气道受阻,肺气升降失常而致咳喘痰多。治拟当以疏风清热,宣肺化痰为主。故嫩射干麻黄汤合麻杏石甘汤化裁,方中麻黄宣发肺气而平喘咳,半夏燥湿化痰、和胃降逆,五味子敛肺止咳,再加上板蓝根疏风清咽,柴胡、紫苏叶疏风清热解表共奏清热利肺之功效。诸药合用降逆平喘、止咳化痰。患儿服用3剂后,热退,咳轻不喘,唐为勇认为中病即止不必尽剂,故予益气固表、健脾化痰治疗,取六君子汤合牡蛎散化裁,以达到扶正祛邪的目的,使疾病愈合。

案2

冯某,男,5岁。

初诊(2013年3月18日)

咳嗽伴喘息3日。患儿3日来咳嗽伴喘息,初起发热,现热已平,咳嗽多痰,夜间有喘,尚可平卧,胃纳减少,二便尚调。既往有哮喘病史。查体:咽部充血,两肺可闻及少量哮鸣音、痰鸣音。心音有力,律齐,未及杂音,腹软无异常。舌红苔薄,脉数有力。

[诊断] 中医:哮病(热哮证)。西医:支气管哮喘。

[治则] 疏风清热,宣肺化痰。

[方药] 取射干麻黄汤合麻杏石甘汤化裁。

苍术 9g　杏仁 9g　莱菔子 9g　生石膏 30g　桔梗 9g　嫩射干 9g　百部 9g　桑白皮 9g　板蓝根 15g　陈胆星 9g　辛夷 9g　鱼腥草 15g　生姜 9g　五味子 9g　炙麻黄 9g　川桂枝 9g　甘草 9g　姜半夏 9g　陈皮 9g

3 剂(分 6 日服用)。水煎服。

二诊(2013 年 3 月 25 日)

今不喘,不发热,偶咳,早晚尤甚,少痰。无吐泻,苔薄,质淡红。两肺呼吸音清,未闻哮鸣音,喘息缓解,当取扶正,今以益气固表、健脾化痰为主。取六君子汤合牡蛎散加减化裁。处方:

苍术 9g　厚朴 6g　黄柏 10g　胆南星 6g　知母 10g　当归 10g　生地 10g　浮小麦 15g　瘪桃干 10g　糯稻根 10g　辛夷 6g　莱菔子 9g　嫩射干 9g　百部 9g　鱼腥草 10g　黄芪 9g　牡蛎 9g　姜半夏 9g　茯苓 10g　麻黄根 9g　甘草 6g　大白芍 9g　五味子 9g　防风 9g　黄芩 9g　乌梅 6g　红枣 3～5 枚

7 剂(分 14 日服用)。水煎服。

连服 14 日后痊愈。

【按语】唐为勇认为该患儿因外感风热,热邪闭肺,气道受阻,肺气升降失常而致咳喘痰多,治拟当以疏风清热,宣肺化痰为主。故嫩射干麻黄汤合麻杏石甘汤化裁,方中麻黄宣发肺气而平喘咳,半夏燥湿化痰,和胃降逆,五味子敛肺止咳,再加上板蓝根疏风清咽,诸药共用清热利肺之功效。诸药合用降逆平喘、止咳化痰。患儿服用 3 剂后,咳轻不喘,唐为勇认为中病即止不必尽剂,故予益气固表、健脾化痰治疗,取六君子汤合牡蛎散化裁,红枣 3～5 枚调和诸药,解汤药之毒。方中乌梅代替酮替芬,抗过敏用 6g,安蛔用 9g,收敛用 3g,桂枝取自苓桂术甘汤,化痰健脾。诸药合用,以达到扶正祛邪的目的。

案 3

刘某,男,4 岁。

初诊(2013 年 3 月 18 日)

咳嗽伴喘息 3 日。患儿 3 日前因感受风寒,出现咳嗽气促,痰多,难以咯出。鼻塞流清涕。无发热,纳差,二便尚调。既往有哮喘病史。查体:咽不红,两肺可闻及少量哮鸣音,心音有力,律齐,未及杂音,腹软无殊。舌淡苔白,脉细。

[**诊断**] 中医:哮证(冷哮)。西医:支气管哮喘。

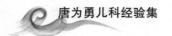

[治则] 散寒化饮,降逆平喘。

[方药] 取麻黄汤合三子养亲汤加减。

炙麻黄5g 桂枝9g 杏仁9g 生甘草3g 姜半夏9g 陈皮9g 紫苏子9g 白芥子9g 莱菔子9g 白附子6g 葶苈子9g

3剂(分6日服用)。

二诊(2013年3月25日)

经药后,喘息平,今偶咳,稍感有痰,夜汗淋漓,唯腑气不行,夜汗又多,当以益气固表健脾为治,佐泻心火。舌尖红苔薄白,脉细。取六君子汤合牡蛎散加减化裁。处方:

苍术9g 厚朴6g 黄柏10g 胆南星6g 知母10g 当归10g 生地10g 浮小麦15g 瘪桃干10g 糯稻根10g 辛夷6g 莱菔子9g 嫩射干9g 百部9g 鱼腥草10g 黄芪9g 牡蛎9g 姜半夏9g 茯苓10g 麻黄根9g 甘草6g 大白芍9g 五味子9g 防风9g 黄芩9g 火麻仁6g 钩藤6g 山茱萸6g

7剂(分14日服用)。水煎服。

【按语】该患儿既往有哮喘宿疾,感寒发作。《幼科发挥·哮喘》云:"小儿素有哮喘,遇天雨则发者……或有喘病,遇寒冷而发,发则连绵不已,发过如常,有时复发,此为宿疾,不可除也。"唐为勇认为该患儿因外感风寒,寒邪闭肺,气道受阻,肺气升降失常而致咳喘痰多,治拟当以外感风寒,寒邪束肺为主。故麻黄汤合三子养亲汤加减化裁,方中麻黄宣发肺气而平喘咳,半夏燥湿化痰、和胃降逆,白芥子、莱菔子、紫苏子降气化痰,诸药共用疏风散寒、宣肺平喘之功效。二诊时,患儿咳嗽减轻,不喘,夜汗淋漓,唯腑气不行,舌尖红苔薄白,脉细。唐为勇认为中病即止不必尽剂,故予益气固表、健脾化痰治疗佐以泻心火,火麻仁寓意釜底抽薪,因小儿肝常有余,故钩藤清肝,山茱萸入肾经,补肾行经气,肾主纳气,茯苓健脾利湿,牡丹皮清心火,泽泻清下焦。

案4

刘某,女,8岁。

初诊(2012年12月26日)

咳嗽伴喘息4日。患儿4日来咳嗽伴喘息,初起发热,现热已平,咳嗽多痰,夜间有喘,尚可平卧,胃纳减少,二便尚调。平素易汗。既往有哮喘病史。查体:

咽部充血,两肺可闻及少量哮鸣音、痰鸣音。心音有力,律齐,未及杂音,腹软无异常。舌红苔薄,脉数有力。

[诊断] 中医:哮病(热哮)。西医:支气管哮喘。

[治则] 疏风清热,宣肺化痰。

[方药] 取射干麻黄汤合麻杏石甘汤化裁。

苍术9g 杏仁9g 莱菔子9g 生石膏30g 桔梗9g 嫩射干9g 百部9g 桑白皮9g 板蓝根15g 陈胆星9g 辛夷9g 鱼腥草15g 生姜9g 五味子9g 炙麻黄9g 川桂枝9g 甘草9g 姜半夏9g 陈皮9g

3剂(分6日服用)。水煎服。

二诊(2012年12月31日)

今偶咳不喘,服药后汗出减少,无热。大便正常,胃纳可。咽红,咽后壁滤泡。舌红苔薄。脉有力。属气阴不足,表虚不固。当益气生津,固表敛汗。以玉屏风散、六君子汤、牡蛎散化裁。处方:

生黄芪20g 太子参20g 嫩射干9g 青防风10g 姜半夏10g 新会皮10g 云茯苓10g 生甘草10g 大白芍10g 北五味10g 淡黄芩10g 大生地10g 百部9g 肥知母10g 川黄柏10g 浮小麦18g 瘪桃干18g 糯稻根18g 全当归10g 胆南星9g 鱼腥草20g 辛夷9g 莱菔子9g 玄参9g

7剂(分14日服用)。水煎服。

【按语】哮喘小儿常有家族史,具有一定遗传因素,其肺、脾、肾三脏功能多有失常,这是酿成哮喘伏痰的基础。哮喘的发作都是内有痰饮留伏,外受邪气引动而致。发作期以治喘为主,缓解期以治本为主。故二诊时予益气固表之剂。

案5

王某,女,6岁。

初诊(2012年12月26日)

咳嗽伴喘息2日。咳喘发作2日,夜间明显。咳嗽多痰,夜间有喘,尚可平卧,胃纳减少,二便尚调。既往有哮喘病史。查体:咽部充血,两肺可闻及少量哮鸣音、痰鸣音。心音有力,律齐,未及杂音,腹软无异常。舌红苔薄,脉数有力。

[诊断] 中医:哮病(热哮)。西医:支气管哮喘。

[治则] 疏风清热，宣肺化痰。

[方药] 取大青龙汤合麻杏石甘汤化裁。

苍术 9 g　杏仁 9 g　莱菔子 9 g　生石膏 30 g　桔梗 9 g　嫩射干 9 g　百部 9 g　桑白皮 9 g　板蓝根 15 g　陈胆星 9 g　辛夷 9 g　鱼腥草 15 g　生姜 9 g　五味子 9 g　炙麻黄 9 g　川桂枝 9 g　甘草 9 g　姜半夏 9 g　陈皮 9 g

2 剂（分 4 日服用）。水煎服。

二诊（2012 年 12 月 31 日）

现咳嗽不喘，有痰，多汗，无呕吐腹泻，无热。大便正常，胃纳可。咽红，舌红苔薄。脉有力。证属肺脾气虚，痰气郁闷阻。治拟健脾益气，固表宣肺，佐以化痰。以玉屏风散、六君子汤、牡蛎散化裁。处方：

生黄芪 20 g　太子参 20 g　嫩射干 9 g　青防风 10 g　姜半夏 10 g　新会皮 10 g　云茯苓 10 g　生甘草 10 g　白芍 10 g　北五味 10 g　淡黄芩 10 g　大生地 10 g　百部 9 g　肥知母 10 g　川黄柏 10 g　浮小麦 18 g　瘪桃干 18 g　糯稻根 18 g　全当归 10 g　胆南星 9 g　鱼腥草 20 g　辛夷 9 g　莱菔子 9 g　桂枝 10 g　椒目 10 g

7 剂（分 14 日服用）。水煎服。

【按语】《丹溪心法·喘论》提出"哮喘必用薄滋味，专主于痰"。哮证已发攻邪为主，未发则以扶正为要。唐为勇认为该患儿因外感风热，热邪闭肺，气道受阻，肺气升降失常而致咳喘痰多。治当以疏风清热，宣肺化痰为主。故大青龙汤合麻杏石甘汤化裁，方中麻黄宣发肺气而平喘咳，半夏燥湿化痰，和胃降逆，五味子敛肺止咳，再加上板蓝根疏风清咽，诸药共奏清热利肺之功效。诸药合用降逆平喘、止咳化痰。患儿服用 3 剂后，咳轻不喘，唐为勇认为中病即止不必尽剂，故予益气固表、健脾化痰治疗，取六君子汤合牡蛎散化裁，诸药合用，以达到扶正祛邪的目的。

案 6

丁某，男，7 岁。

初诊（2012 年 8 月 6 日）

咳嗽 3 日，加重伴气喘 1 日。患儿有哮喘 4 年，3 日前受寒后出现咳嗽、咳痰，无发热、头痛，无呕吐，1 日前咳嗽加重，出现气喘、气憋症状。今患儿咳嗽，少痰，色黄，无发热，胃纳可，二便调。查体：一般情况可，心音（一），两肺满布哮鸣音、湿啰音,咽红。苔薄,质红,脉浮数。

[诊断] 中医:哮证(风热犯肺)。西医:支气管哮喘。

[治则] 清肺化痰,开宣肺气。

[方药] 取射干麻黄汤合麻杏石甘汤化裁。

苍术9g 杏仁9g 生石膏30g 柴胡9g 桔梗9g 嫩射干9g 百部9g 桑白皮9g 板蓝根15g 陈胆星9g 辛夷9g 鱼腥草15g 莱菔子9g 白果6g 款冬花9g 炙麻黄9g 川桂枝9g 杏仁9g 石膏15g 甘草9g 姜半夏9g 陈皮9g

4剂(分8日服用)。水煎服。

二诊(2012 年 8 月 8 日)

患儿服2剂药后,咳嗽明显减轻,无喘,两肺呼吸音轻,夜寐汗多,胃纳可,二便调。患儿余邪未尽,肺卫气虚。治拟固表止汗。处方六君子汤合牡蛎散加减化裁。处方:

太子参10g 知母10g 黄柏10g 莱菔子9g 浮小麦15g 瘪桃干10g 糯稻根10g 当归10g 生地10g 嫩射干9g 百部9g 胆南星6g 鱼腥草10g 辛夷6g 黄芪9g 牡蛎9g 紫苏叶9g 姜半夏9g 茯苓10g 麻黄根9g 甘草6g 大白芍9g 五味子9g 防风9g 黄芩9g

7剂(分14日服用)。水煎服。

连服14日后而愈。

【按语】哮喘发病病机为内有壅塞之气,外有非时之感,膈有胶固之痰,三者相合,闭拒气道,搏击有声,发为哮喘。该患儿因外感风热,热邪闭肺,气道受阻,肺气升降失常而致咳喘痰多。治当以疏风清热,宣肺化痰为主。麻黄宣发肺气而平喘咳,半夏燥湿化痰,和胃降逆,五味子敛肺止咳,奏清热利肺之功效。患儿服用2剂后,热退,咳轻不喘,唐为勇认为中病即止不必尽剂,故予益气固表、健脾化痰治疗,以达到扶正祛邪的目的。

(五)反复呼吸道感染

案 1

胡某,女,5岁。

初诊(2013 年 4 月 1 日)

咳嗽5日。5日前着凉后出现咳嗽,有痰,不易咳出,无发热,无吐泻。纳差,二便调。汗出多。平日易感,每年发作 10 次以上。查体:咽略红,两肺呼粗,心音有力,律齐,未及杂音,腹软无殊。舌质红苔薄,脉细。

[诊断]中医:咳嗽(肺脾气虚)。西医:急性支气管炎。

[治则]益气健脾,宣肺止咳。

[方药]取六君子汤合牡蛎散加减化裁。

苍术 9 g　厚朴 6 g　黄柏 10 g　胆南星 6 g　知母 10 g　当归 10 g　生地 10 g　浮小麦 15 g　瘪桃干 10 g　糯稻根 10 g　辛夷 6 g　莱菔子 9 g　嫩射干 9 g　百部 9 g　鱼腥草 10 g　黄芪 9 g　牡蛎 9 g　姜半夏 9 g　茯苓 10 g　麻黄根 9 g　甘草 6 g　大白芍 9 g　五味子 9 g　防风 9 g　黄芩 9 g　玄参 6 g

7 剂(分 14 日服用)。

二诊(2013 年 4 月 15 日)

经药后,症情得减,今偶咳,偶有痰声,汗出,踢被。证属表卫气虚,再予益气固表为之。处方:

苍术 9 g　厚朴 6 g　黄柏 10 g　胆南星 6 g　知母 10 g　当归 10 g　生地 10 g　浮小麦 15 g　瘪桃干 10 g　糯稻根 10 g　辛夷 6 g　莱菔子 9 g　嫩射干 9 g　百部 9 g　鱼腥草 10 g　黄芪 9 g　牡蛎 9 g　姜半夏 9 g　茯苓 10 g　麻黄根 9 g　甘草 6 g　大白芍 9 g　五味子 9 g　防风 9 g　黄芩 9 g　玄参 6 g

7 剂(分 14 日服用)。水煎服。

【按语】反复咳嗽,感寒频作,汗出多,唐为勇认为,这都是表卫气虚的表现。故治疗上就需益气健脾固表止汗。常用方剂则为六君子汤合牡蛎散加减。唐为勇认为不宜使用过多攻伐重剂,当以健脾益气、止咳化痰药物即可,中病即止,扶正达邪。二诊时,咳嗽明显减轻,继续以益气固表治疗为主,效果明显。

案 2

许某,男,2 岁。

初诊(2013 年 4 月 1 日)

咳嗽 5 日,少痰,不发热,苔薄,质红,唇红,有痰,不易咳出,无发热,无吐泻,纳差,二便调,汗出多。既往反复咳嗽,受寒易感。查体:咽略红,两肺呼粗,心音有力,律齐,未及杂音,腹软无殊。舌质红苔薄,脉细。

[诊断]中医:咳嗽(表卫气虚)。西医:急性支气管炎。

[治则]益气健脾,宣肺止咳。

[方药] 取六君子汤合牡蛎散加减化裁。

苍术9g　厚朴6g　黄柏10g　胆南星6g　知母10g　当归10g　生地10g　浮小麦15g　瘪桃干10g　糯稻根10g　辛夷6g　莱菔子9g　嫩射干9g　百部9g　鱼腥草10g　黄芪9g　牡蛎9g　姜半夏9g　茯苓10g　麻黄根9g　甘草6g　大白芍9g　五味子9g　防风9g　黄芩9g　太子参6g

7剂(分14日服用)。水煎服。

二诊(2013年4月15日)

服药后,咳嗽明显减轻,无发热,亦无吐泻。汗出。今继续予原方7剂,益气固表止汗治疗。

苍术9g　厚朴6g　黄柏10g　胆南星6g　知母10g　当归10g　生地10g　浮小麦15g　瘪桃干10g　糯稻根10g　辛夷6g　莱菔子9g　嫩射干9g　百部9g　鱼腥草10g　黄芪9g　牡蛎9g　姜半夏9g　茯苓10g　麻黄根9g　甘草6g　大白芍9g　五味子9g　防风9g　黄芩9g　太子参6g

7剂(分14日服用)。水煎服。

【按语】该患儿反复咳嗽,感寒即作。唐为勇认为该患儿咳嗽是因表卫气虚所致。根本上宜益气固表止汗,即可根治。唐为勇临床上多用六君子汤合牡蛎散即可达到目的。中病即止,扶正达邪。二诊时,咳嗽明显减轻,继续以益气固表治疗为主,效果明显。

案3

曹某,女,10岁。

初诊(2012年8月27日)

咳嗽2周。患儿素体虚弱,常易感冒,平均2个月1次。2周前因运动后出汗受风感邪咳嗽,偶见肉眼血尿,汗多,不喘,无热,无吐,无泻,纳呆,面色少华。尿常规示尿隐血(+),尿红细胞3~4个。查体:咽部稍充血,两肺呼吸音粗,心音有力,律齐,未及杂音,腹软无殊。舌淡,苔薄白。

[诊断] 中医:反复呼吸道感染,尿血病(肺脾气虚,血溢脉外)。西医:反复呼吸道感染。

[治则] 健脾补肺,益气止血。

[方药] 取六君子汤合牡蛎散加减化裁。

太子参10g　知母10g　黄柏10g　莱菔子9g　浮小麦15g　瘪桃干

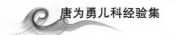

10g　糯稻根10g　当归10g　生地10g　嫩射干9g　百部9g　胆南星6g　鱼腥草10g　辛夷6g　黄芪9g　牡蛎9g　紫苏叶9g　姜半夏9g　茯苓10g　麻黄根9g　甘草6g　大白芍9g　五味子9g　防风9g　黄芩9g　仙鹤草15g

7剂(分14日服用)。

二诊(2012年9月10日)

患儿不咳,不喘,无血尿。尿常规:正常。予六君子汤合牡蛎散加减化裁。

太子参10g　知母10g　黄柏10g　莱菔子9g　浮小麦15g　瘪桃干10g　糯稻根10g　当归10g　生地10g　嫩射干9g　百部9g　胆南星6g　鱼腥草10g　辛夷6g　黄芪9g　牡蛎9g　紫苏叶9g　姜半夏9g　茯苓10g　麻黄根9g　甘草6g　大白芍9g　五味子9g　防风9g　黄芩9g

7剂(分14日服用)。

三诊(2012年9月24日)

诸症平,食欲欠佳。予上方加山药9g,7剂,每剂服2日,日服两次,调理而愈。

【按语】《内经》云:"正气存内,邪不可干,邪之所凑,其气必虚。"肺炎喘嗽的外因多责之于感受风邪,内因责之于小儿形气未充,肺脏娇嫩,卫外不固。故首要任务则是益气扶正,健脾化痰。故予六君牡蛎散加桂枝、椒目来益气健脾、燥湿化痰治疗。二诊时,患儿基本已愈,效果显著。

(六)鼻渊

案

冯某,男,6岁。

初诊(2012年8月3日)

鼻塞打鼾2日。患者反复咳嗽,精护后症情好转,时有气道不畅,夜间打鼾,呼声如雷。2日来鼻塞打鼾加重,夜寐欠佳,今外院摄片为腺样体肥大,鼻黏膜肥厚,有鼻窦炎之象。胃纳一般,大便干结,2～3日一次,舌红苔薄。

[诊断]中医:鼻鼽病(肺气亏虚)。西医:鼻炎。

[治则]益气固表,通窍散结。

[方药]取六君子汤合四磨汤化裁。

太子参10g　云茯苓10g　炒白术10g　生黄芪10g　新会皮9g　姜半

夏9g　防风9g　生甘草6g　槟榔9g　乌药9g　沉香1g　嫩射干9g　玄参9g　夏枯草15g　板蓝根18g　皂角刺9g　穿山甲片1g

7剂(分14日服用)。水煎服。

二诊(2012年8月17日)

鼻塞打鼾减轻,夜寐尚可,大便干结难解,舌红苔薄。患者腹气不通,今加火麻仁、柏子仁润肠通便。

太子参10g　云茯苓10g　炒白术10g　生黄芪10g　新会皮9g　姜半夏9g　防风9g　生甘草6g　槟榔9g　沉香1g　嫩射干9g　乌梅9g　玄参9g　夏枯草15g　板蓝根18g　皂角刺9g　穿山甲片1g　火麻仁10g　柏子仁10g

7剂(分14日服用)。水煎服。

【按语】患者因肺脏娇嫩,反复咳嗽。久病肺失濡养,肺气虚而卫外不固,易为外邪所犯,则邪毒滞留,上结于鼻窦而致病。故治拟益气固表,通窍散结。方以六君子汤主之益气健脾,更加黄芪、防风成玉屏风散益气固表,使外邪再也难以入侵。四磨汤行气降逆散结,使邪毒消散、鼻窦通畅而正气不伤。患者素有便秘,腹气不畅,四磨汤宽中理气,结合火麻仁、柏子仁润肠通便,则积滞可消。

二、脾胃系病证

(一) 乳蛾病

案1

郑某,女,4岁。

初诊(2013年4月1日)

发热伴咳嗽1日。患儿昨起发热,39℃,今晨热退,曾服用西药退热剂,伴小咳。纳差,二便调。查体:手足口无异,咽喉疱疹,心肺无异常。

[**诊断**]中医:急乳蛾病(风热犯咽)。西医:疱疹性咽炎。

[**治则**]清热利咽,和解少阳。

[**方药**]取小柴胡汤,荆防败毒散、银翘散和之。

太子参9g　软柴胡9g　姜半夏9g　淡黄芩9g　金玄参9g　金银花9g　连翘9g　荆芥9g　防风9g　嫩射干9g　板蓝根9g　薄荷叶3g　辛夷花

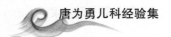
3g 莱菔子9g 紫苏叶9g

4剂(分8日服用)。水煎服。

二诊(2013年4月8日)

经药后第四日,体温降至正常,未有上升之势。诸症减轻。处方:

太子参9g 软柴胡9g 姜半夏9g 淡黄芩9g 金玄参9g 金银花9g 连翘9g 荆芥9g 防风9g 嫩射干9g 板蓝根9g 薄荷叶3g 辛夷花3g 莱菔子9g 紫苏叶9g

4剂(分8日服用)。水煎服。

【按语】该患儿因风寒素于表分,热邪上行于咽,书曰"体若燔炭,汗出而散",当以疏风解表利咽,取疏解合剂,现虽热降,但仍有上升之势,正邪相争,邪在表里之间。取薄荷叶为利咽之效。小柴胡汤加太子参取扶正达邪之意。柴胡加紫苏,疏风退热发汗作用更强。

案2

赵某,男,6岁。

初诊(2013年8月12日)

咽部疼痛3日。患儿3日前出现咽部疼痛,无发热,无咳嗽,胃纳可,夜寐安,二便正常。查体:咽红,扁桃体Ⅱ度肿大,两肺呼吸音粗,心音有力,律齐,未及杂音。舌红,苔薄黄,脉浮数。

[诊断]中医:乳蛾病(热毒证)。西医:扁桃体炎。

[治则]疏风解毒,利咽散结。

[方药]取银翘散加减。

金银花10g 黄芩10g 玄参10g 生地20g 赤芍10g 牡丹皮10g 牛蒡子10g 紫花地丁10g 嫩射干10g 板蓝根20g 桔梗10g

3剂(分6日服用)。水煎服。

嘱多喝开水,饮食清淡。

二诊(2013年8月19日)

患儿服药后,咽部疼痛缓解,无发热,无吐泻。舌红,苔薄黄,脉浮数。

金银花10g 黄芩10g 玄参10g 生地20g 赤芍10g 牡丹皮10g 牛蒡子10g 嫩射干10g 桔梗10g 麦冬9g

3剂(分6日服用)。

【按语】该患者咽部疼痛,扁桃体肿大,为热毒证,治疗当清热解毒、清利咽喉。金银花、黄芩清热利咽,牛蒡子、嫩射干、玄参养阴利咽。紫花地丁、板蓝根清热解毒利咽,效果显著。二诊时,在原方基础上,减去了紫花地丁、板蓝根等清热解毒利咽药物,以养阴利咽为主。效果显著。

（二）唇风

案

王某,女,12 岁。

初诊(2012 年 4 月 25 日)

唇痒、口周痒 3 月余。3 个月前出现唇痒、口周痒,嗜舔。唇周皮肤干燥,部分有破损蜕皮,唇周皮肤较周围皮肤颜色淡。时有疼痛。查体:唇周皮肤干燥,部分破损蜕皮。两肺呼吸音清。舌尖红,苔薄,脉细。

[诊断] 中医:唇风(脾胃热盛)。西医:唇炎。

[治则] 清脾胃火。

[方药] 泻黄散加减。

生栀子 9 g　防风 9 g　地黄 9 g　淡竹叶 9 g　甘草 3 g　石膏 15 g　苍术 9 g　厚朴 9 g　陈皮 9 g　苦杏仁 6 g　薏苡仁 15 g

7 剂(分 14 日服用)。水煎服。

嘱患儿养成习惯,嘱患儿家长应适度开导,不宜打骂孩子。

二诊(2012 年 5 月 9 日)

经药后唇痒、口周痒减轻。唇周皮肤较干燥,唇周皮肤较周围皮肤颜色淡。

处方:

生栀子 9 g　防风 9 g　地黄 9 g　淡竹叶 9 g　甘草 3 g　石膏 15 g　苍术 9 g　厚朴 9 g　陈皮 9 g　苦杏仁 6 g　薏苡仁 15 g　石斛 9 g　鸡内金 15 g

7 剂(分 14 日服用)。水煎服。

连服 14 剂后好转。

【按语】脾属中土,其色为黄,开窍于口,其华在唇四白,脾火亢盛,则口疮、烦渴诸证由生。石膏、栀子、地黄泻脾胃积热,防风疏散脾经伏火,藿香叶芳香醒脾,薏苡仁、苍术、厚朴、淡竹叶清热利湿,苦杏仁宣肺理气,甘草泻火和中。配合成方,共奏泻脾胃伏火之功。

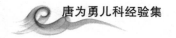

（三）呕吐

案

施某,男,3岁。

初诊(2013 年 8 月 12 日)

恶心呕吐 2 年余。患儿从小经常吐奶,8 个月时于外院行胃镜检查示:贲门发育不全,未予治疗。一直时有恶心呕吐,与饮食无关,胃纳差,2013 年 7 月予外院复查胃镜示:未见异常。患儿夜寐尚可,二便正常。查体:咽部不红,心肺无异常,腹软,胃部无疼痛,全腹无压痛、反跳痛。舌淡,舌苔薄白,脉小弦。

[**诊断**] 中医:呕吐(脾气虚弱)。西医:胃肠功能紊乱。

[**治则**] 健脾益气,和胃止呕。

[**方药**] 取二陈汤加减。

太子参 20 g　柴胡 10 g　半夏 10 g　白芍 15 g　枳壳 10 g　生甘草 10 g　陈皮 10 g　茯苓 10 g　生山楂 10 g　莱菔子 10 g　炒白术 10 g　紫苏叶 10 g

7 剂(分 14 日服用)。水煎服。

嘱家长不要过度关注患儿饮食,让其情绪舒缓。

二诊(2013 年 8 月 26 日)

患儿恶心呕吐情况有所减轻,胃口较前好转。

太子参 20 g　柴胡 10 g　半夏 10 g　白芍 15 g　枳壳 10 g　生甘草 10 g　陈皮 10 g　茯苓 10 g　生山楂 10 g　莱菔子 10 g　炒白术 10 g　紫苏叶 10 g　砂仁 10 g　厚朴 10 g

7 剂(分 14 日服用)。水煎服。

三诊(2013 年 9 月 9 日)

患儿恶心呕吐情况有所减轻,胃口好转。舌质淡,苔薄白。

故予前方 7 剂,连服 14 日。治疗后好转。嘱患儿家长应注意饮食,不宜过食冰冷刺激。多食易消化软食。

【按语】《幼幼集成·呕吐证治》:"盖小儿呕吐,有寒有热有伤食,然寒吐热吐,未有不因于伤食者,其病总属于胃。"脾胃同居中焦,脾主运化水谷精微,其气以升为健;胃主受纳腐熟水谷,其气以降为顺,两者脏腑相配,纳运相成,升降相依,共同完成水谷的消化吸收及精微输布。该患儿因久病致脾气虚弱,故治疗上应健脾益气,和胃止呕,半夏、陈皮降逆止呕,太子参健脾益气,茯苓健脾渗湿,山楂消食健脾,紫苏叶理气宽中。二诊时,诉恶心呕吐好转,胃纳转佳,故加用砂仁、厚朴理气和中。效果明显。

(四)腹痛

案1

郭某,女,10岁。

初诊(2012年8月15日)

中上腹疼痛2周。患儿不定时中上腹疼痛,大便二日一次,不干,纳差。查体:一般情况可,心肺(一);腹平软,脐周压痛,麦氏征(一),墨菲征(一),苔薄白,质淡,脉细滑。

[**诊断**] 中医:腹痛(脾虚气滞)。西医:胃肠功能紊乱。

[**治则**] 健脾益气,消积导滞。

[**方药**] 取六君子汤加减。

党参10g 茯苓10g 白术10g 甘草6g 半夏10g 陈皮10g 柏子仁10g 桃仁10g 火麻仁10g 桂枝9g 当归10g 枳实10g 乌梅10g 白芍10g 郁李仁10g

7剂(分14日服用)。水煎服。

二诊(2012年8月22日)

经药后,腹痛好转,饮食渐佳。二便调。苔薄白,质淡,脉细。

党参10g 茯苓10g 白术10g 甘草6g 半夏10g 陈皮10g 桂枝9g 火麻仁10g 桃仁10g 郁李仁10g 当归10g 枳实10g 柏子仁9g

7剂(分14日服用)。水煎服。

继续14剂后痊愈。

【按语】明代秦景明《症因脉治·腹痛论》:"痛在胃之下,脐之四傍,毛际之上,名曰腹痛。"腹痛是一种常见症状,可由多种疾病引起,大致分为外科性腹痛和内科性腹痛。在临床上必须辨别清楚。该患儿因脾虚气滞,不通则痛,而致腹痛,故使用六君子汤健脾益气,消积导滞,党参、茯苓、白术、陈皮健脾益气和中,甘草调和诸药,柏子仁、火麻仁通便,当归养血通便,白芍酸甘养阴。二诊时,腹痛已大有好转,故继续予健脾益气药物巩固而愈。

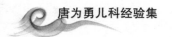

案 2

施某,男,11 岁。

初诊(2013 年 4 月 7 日)

腹痛腹胀,痛位不定,时作时止,时有痛引两胁,心烦易怒,大便稍薄,日 1～2 行,食少纳呆。查体:心肺无异常。腹软,无压痛、反跳痛。舌质稍红,苔薄白,脉细小弦。小儿脾常不足,肝常有余,肝木克土,则发腹痛。

[诊断] 中医:腹痛(肝旺乘脾)。西医:胃肠功能紊乱。

[治则] 健脾益气,调和肝脾,理气止痛。

[方药] 取香砂六君子汤合痛泻药方加减。

太子参 10 g　白术 10 g　茯苓 6 g　甘草 3 g　制半夏 6 g　陈皮 6 g　木香 3 g　制香附 6 g　乌梅 3 g　桂枝 9 g　防风 9 g　白芍 15 g

7 剂(分 14 日服用)。水煎服。

二诊(2013 年 4 月 21 日)

患儿腹痛减轻,心烦较前好转。舌质稍红,苔薄白,脉细小弦。处方:

太子参 10 g　白术 10 g　茯苓 6 g　甘草 3 g　制半夏 6 g　陈皮 6 g　木香 3 g　制香附 6 g　乌梅 3 g　桂枝 9 g　防风 9 g　白芍 15 g　栀子 9 g

7 剂(分 14 日服用)。水煎服。

三诊(2013 年 5 月 5 日)

患儿腹痛减轻,无心烦急躁。舌质淡红,苔薄白,脉细。

太子参 10 g　白术 10 g　茯苓 6 g　甘草 3 g　制半夏 6 g　陈皮 6 g　木香 3 g　制香附 6 g　乌梅 3 g　桂枝 9 g　防风 9 g　白芍 15 g　栀子 9 g

7 剂(分 14 日服用)。水煎服。

【按语】该患儿因脾虚气滞,肝木乘脾,不通则痛,而致腹痛,故使用香砂六君子汤合痛泻药方健脾益气、消积导滞、抑肝扶脾,太子参、茯苓、白术、陈皮健脾益气和中,甘草调和诸药,栀子清肝,白芍酸甘养阴。二诊时,腹痛已大有好转,故继续予健脾益气药物巩固而愈。

(五)泄泻

案 1

余某,男,2 岁。

初诊（2013 年 8 月 5 日）

泄泻 2 日。患儿 2 日前因参加宴会过食肥甘厚腻之品后出现泄泻，每日 3～5 次，大便糊状，夹杂不消化食物，味酸腐，无呕吐，胃纳欠佳，无发热，无咳嗽，小便尚可。查体：咽部不红，心肺无异常。全腹无压痛、反跳痛。舌红，苔白厚腻，脉滑。

[**诊断**] 中医：泄泻（伤食泻）。西医：胃肠功能紊乱。

[**治则**] 运脾和胃，消食化滞。

[**方药**] 取参苓白术加减。

太子参 10 g　白术 10 g　玄参 10 g　甘草 10 g　半夏 10 g　陈皮 10 g　芡实 20 g　莲子 20 g　山药 20 g　生山楂 10 g　炒麦芽 20 g　炙鸡内金 10 g　五味子 10 g

7 剂（分 14 日服用）。水煎服。

嘱饮食清淡。

二诊（2013 年 8 月 19 日）

服药后，患儿大便成形，每日 1～2 次，食纳可，寐可。

太子参 10 g　白术 10 g　玄参 10 g　甘草 10 g　半夏 10 g　陈皮 10 g　芡实 20 g　莲子 20 g　山药 20 g　生山楂 10 g　炒麦芽 20 g　炙鸡内金 10 g　五味子 10 g　补骨脂 10 g

7 剂（分 14 日服用）。水煎服。

连服 14 剂后痊愈。

【**按语**】该患儿的泄泻多由于伤于饮食引起。主要病位在脾胃。因胃主受纳腐熟水谷，脾主运化水湿和水谷精微，若脾胃受病，则饮食入胃之后，水谷不化，精微不布，清浊不分，合污而下，致成泄泻。故《幼幼集成·泄泻证治》说："夫泄泻之本，无不由于脾胃。盖胃为水谷之海，而脾主运化，使脾健胃和，则水谷腐化而为气血以行荣卫。若饮食失节，寒温不调，以致脾胃受伤，则水反为湿，谷反为滞，精华之气不能输化，乃致合污下降，而泄泻作矣。"方中太子参健脾益气，白术、茯苓健脾渗湿止泻，甘草调和诸药，炒麦芽消食化积，陈皮、半夏理气降逆。二诊时，患儿泄泻已止，故予原方加补骨脂，温脾止泻，巩固治疗后而愈。

案 2

张某，男，4 岁。

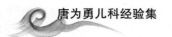

初诊(2012 年 4 月 25 日)

腹泻 5 日余。1 周前发热,最高体温 39.6℃,发生高热惊厥约 1 分钟。经降温止痉治疗后体温正常,5 日前,出现腹泻,一日 4～5 行,质稀,无腹痛。2012 年 4 月 17 日血常规:白细胞计数 1.215×10^9,中性粒细胞百分比 52%,淋巴细胞 42%,尿、粪常规均正常。2012 年 4 月 20 日血常规:白细胞计数 8.1×10^9,中性粒细胞百分比 40%,淋巴细胞 44.8%。查体:无发热,体温 36.8℃,咽部不红,两肺呼吸音清,心音有力,律齐,未及杂音。腹软无压痛,未见肠型及蠕动波。肠鸣音 5 次/分。舌淡红,苔薄白,脉细。

[**诊断**]中医:泄泻(湿热泻)。西医:腹泻。

[**治则**]扶正达邪,补气止泻。

[**方药**]取七味白术散加减。

党参 9 g　茯苓 12 g　炒白术 12 g　甘草 3 g　藿香叶 12 g　木香 6 g　葛根 15 g　制半夏 12 g　黄芩 9 g　紫苏叶 6 g　砂仁 3 g　泽泻 9 g

7 剂(分 14 日服用)。水煎服。

二诊(2012 年 5 月 9 日)

患儿经药后,第三日大便恢复正常,成形,一日一行,无发热咳嗽。舌淡红,苔薄白,脉细。故今予健脾益气助运。

党参 10 g　茯苓 10 g　白术 10 g　甘草 6 g　半夏 10 g　陈皮 10 g　薏苡仁 10 g　白扁豆 9 g　莲子 10 g　芡实 10 g　当归 10 g　枳实 10 g　白芍 10 g

7 剂(分 14 日服用)。水煎服。

连服 14 日后痊愈。

【**按语**】《幼幼集成·泄泻证治》:"夫泄泻之本,无不由于脾胃。胃为水谷之海,而脾主运化,使脾健胃和,则水谷腐化而为气血以行荣卫。"小儿脾常不足,热退或表邪解后,多表现脾弱失运,宜以七味白术散为主健脾止泻。藿香、紫苏叶疏风解表,党参、白术、茯苓、甘草补脾益气,黄芩清解胃肠湿热,半夏、砂仁、木香理气和胃,用泽泻者,旨在利小便而实大便。诸药合用,起到运脾化湿,涩肠止泻之功。二诊时,患儿已无泄泻症状,故予健脾益气助运之六君子汤加减。治疗 14 剂后痊愈。

案 3

徐某,女,20 个月。

初诊(2013年5月8日)

大便次数多1周。患儿1周来大便次数多,每日4～6次,质稀不成形,色黄如蛋花汤样,时多时少,每于食后即泻。无呕吐,胃纳一般,舌淡苔薄白。体重10 kg。初起有饮食不洁史。

[**诊断**] 中医:泄泻(脾胃气虚)。西医:腹泻。

[**治则**] 健脾益气,助运化湿。

[**方药**] 取六君子汤化裁。

太子参10 g　云茯苓10 g　炒白术10 g　生甘草6 g　广陈皮6 g　姜半夏6 g　芡实10 g　莲子肉10 g　怀山药10 g　生山楂10 g　炒麦芽15 g　炒谷芽15 g　炒鸡内金10 g

7剂(分14日服用)。水煎服。

二诊(2013年5月23日)

患儿服药后第二日,大便正常,每日1～2次。处方:

太子参10 g　云茯苓10 g　炒白术10 g　生甘草6 g　广陈皮6 g　姜半夏6 g　芡实10 g　莲子肉10 g　怀山药10 g　生山楂10 g　炒麦芽15 g　炒谷芽15 g　炒鸡内金10 g

7剂(分14日服用)。水煎服。

【**按语**】婴幼儿脾常不足,运化无力,又因乳食所伤,脾胃亏虚而纳谷不化,运化失常而致泻下不止。故治拟健脾益气,助运化湿。方药予六君子汤化裁。六君子汤为健脾要方,益气健脾功效强。莲子肉、怀山药、芡实为"健脾三宝",心脾肾三脏同治,共奏涩肠止泻之功。现代研究表明山楂、鸡内金、谷麦芽等含有大量的消化酶能促进乳食的消化。婴幼儿脾虚泄泻重在平时的饮食调护:应避免乳食过饱,饮食种类过多过杂,食物过硬难以消化,注意饮食的冷暖及食品清洁。"三分药,七分养"方能使正气盛,邪不恋,病乃瘥。

案4

患儿,男,4岁。

初诊(2012年5月6日)

腹泻4日。患儿1周前因支气管肺炎在外院静脉滴注抗生素治疗。近4日来反复腹泻,每日3～4次,为黄色稀便,含不消化食物,量中等,无呕吐发热,平时易盗汗感冒。查体:体瘦,面色少华。咽部不红,心音有力,律齐,两肺呼吸音

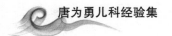

清,腹平软,无压痛及反跳痛,未及包块,肠鸣音略亢进。舌淡苔薄白,脉细弱。

[诊断] 中医:泄泻(脾气虚)。西医:腹泻。

[治则] 健脾益气,助运止泻。

[方药] 取七味白术散加减。

党参 10 g　白术 10 g　茯苓 10 g　甘草 9 g　制半夏 9 g　陈皮 9 g　藿香 9 g　木香 3 g　葛根 9 g　芡实 9 g　莲子 9 g　山药 9 g

7 剂(分 14 日服用)。水煎服。

二诊(2012 年 5 月 20 日)

经药后,患儿第三日无明显腹泻,大便成形,无呕吐发热,无腹痛。舌质淡苔薄白,脉细弱。处方:

党参 10 g　白术 10 g　茯苓 10 g　甘草 9 g　制半夏 9 g　陈皮 9 g　葛根 9 g　芡实 9 g　莲子 9 g　山药 9 g

7 剂(分 14 日服用)。水煎服。

连服 14 日后痊愈。

【按语】该患儿的泄泻多由于支气管肺炎以后,脾气虚弱引起。主要病位在脾胃。《幼科金针·泄泻》:"泄者,如水之泄也,势犹纷绪;泻者,如水之泻也,势唯直下。为病不一,总名泄泻。"方中党参健脾益气,白术、茯苓健脾渗湿止泻,甘草调和诸药,陈皮、半夏理气降逆。二诊时,患儿泄泻已止,去藿香、木香,巩固治疗后而愈。

(六) 厌食

案 1

韩某,女,5 岁。

初诊(2012 年 8 月 8 日)

纳差 2 月余。患儿近 2 个月来厌恶进食,无胸闷,形体消瘦,体倦,时时泛恶,小溲短赤,大便干。查体:咽部不红,两肺呼吸音清,心音有力,律齐,未及杂音。舌淡,苔花剥,脉细。

[诊断] 中医:厌食(胃阴亏虚)。西医:厌食。

[治则] 滋阴养胃,佐以助运。

[方药] 取沙参麦冬汤加减。

南沙参 10 g　麦冬 10 g　生地 10 g　赤芍 10 g　牡丹皮 10 g　知母 10 g

黄柏 6 g　山药 10 g　黄芪 10 g　莲子 10 g　芡实 10 g　石膏 15 g

7 剂(分 14 日服用)。水煎服。

嘱饮食清淡。

二诊(2012 年 8 月 15 日)

患儿胃纳渐佳,二便可,舌淡,苔薄花剥,脉细。继以前法。

南沙参 10 g　麦冬 10 g　生地 10 g　赤芍 10 g　牡丹皮 10 g　知母 10 g

黄柏 6 g　山药 10 g　黄芪 10 g　莲子 10 g　芡实 10 g　陈皮 10 g　茯苓 10 g

7 剂(分 14 日服用)。水煎服。

三诊(2013 年 8 月 29 日)

患儿胃纳渐佳,二便可,舌淡,苔薄花剥,脉细。

继以前方 7 剂,分 14 日服用,治疗后病情痊愈。

【按语】《灵枢·脉度》云:"脾气通于口,脾和则口能知五谷矣。"若喂养不当、他病伤脾、禀赋不足、情志失调等均可损伤脾胃正常纳化功能,致脾胃失和,纳化失职,而成厌食。该患儿因饮食伤胃,胃阴亏虚,故予沙参麦冬汤滋阴养胃。方中南沙参、麦冬养胃育阴,患儿小便赤,大便干结,说明体内有热,故方中加用石膏、黄柏等清热利湿药物,山药健脾助运。二诊时,患儿二便调,故去石膏,加用陈皮、茯苓健脾渗湿药物。诸药合用,起到健脾助运、养胃益阴之功。

案 2

付某,男,15 岁。

初诊(2013 年 8 月 5 日)

厌食 10 余年。患儿长期厌食,主食、零食均不多,嗜辣,厌荤腥,有时恶心,呕吐,胃痛,口中有异味,大便 2 日一次,质干。平时易疲倦,夜寐差,失眠。查体:咽部不红,心肺无异常,胃部有轻压痛,腹部无压痛、反跳痛。舌淡红,苔薄腻,脉弦细。

追问病史,患儿父母长期在上海打工,患儿和外公外婆居住在江西老家,和表弟表妹关系不好,经常被老人打骂,希望和父母、姐姐一家人住在一起。

[诊断] 中医:厌食(肝郁脾虚)。西医:厌食。

[治则] 疏肝解郁,健脾助运。

[方药] 取参苓白术散加减。

太子参 10 g　白术 10 g　茯苓 10 g　甘草 10 g　半夏 10 g　陈皮 10 g　芡

实 20 g　莲子 20 g　山药 20 g　生山楂 10 g　炙鸡内金 10 g　柏子仁 6 g　火麻仁 6 g　钩藤 9 g　当归 10 g　赤芍 10 g　栀子 9 g

7 剂(分 14 日服用)。水煎服。

嘱家长多陪护关怀。

二诊(2013 年 8 月 19 日)

经药后,患儿厌食稍有好转,大便正常。每日 1 次。

太子参 10 g　白术 10 g　茯苓 10 g　甘草 10 g　半夏 10 g　陈皮 10 g　芡实 20 g　莲子 20 g　山药 20 g　生山楂 10 g　炙鸡内金 10 g　柏子仁 6 g　火麻仁 6 g　钩藤 9 g　当归 10 g　赤芍 10 g　栀子 9 g

7 剂(分 14 日服用)。水煎服。

三诊(2013 年 9 月 2 日)

患儿厌食好转,二便调。

故予前方 7 剂,分 14 日服用。治疗后好转。

【按语】厌食总由脾胃失健所致,治疗以运脾开胃为基本法则。而该患儿由于长期受家中老人打骂,肝气瘀滞,肝气乘脾,故证属肝郁脾虚。治疗上在健脾的同时,要疏肝泄肝气。《灵枢·脉度》:“脾气通于口,脾和则口能知五谷矣。”太子参、白术、茯苓、甘草补益脾气,莲子、怀山药健脾益气渗湿,鸡内金、炒麦芽消食开胃。陈皮醒脾助运。钩藤、栀子清热平肝,诸药合用,有健脾助运、清热平肝之意。

案 3

罗某,男,20 个月。

初诊(2013 年 8 月 26 日)

厌食 1 年余。患儿自出生后就吃奶不多,添加辅食后胃纳差,平时也不喜喝水,体重和同龄儿相比偏轻,身长在正常水平,有时呕吐,睡中汗多,二便正常,夜寐安。舌淡红,苔薄白,脉细。

[诊断]中医:厌食(脾气虚弱)。西医:厌食。

[治则]健脾助运。

[方药]取六君子汤合牡蛎散加减化裁。

黄芪 10 g　太子参 10 g　白术 10 g　防风 10 g　茯苓 10 g　甘草 10 g　半夏 10 g　陈皮 10 g　浮小麦 10 g　瘪桃干 10 g　糯稻根 15 g　五味子 10 g　白芍 10 g　莱菔子 10 g　陈棕炭 10 g　生山楂 10 g　神曲 10 g　鸡内金 10 g

7剂(分14日服用)。水煎服。

嘱家长多做稀烂、易消化、高营养食物。

二诊(2013年9月9日)

患儿服药后,胃纳转佳,无呕吐,汗出减少。处方:

黄芪10g 太子参10g 白术10g 防风10g 茯苓10g 甘草10g 半夏10g 陈皮10g 浮小麦10g 瘪桃干10g 糯稻根15g 五味子10g 白芍10g 莱菔子10g 陈棕炭10g 生山楂10g 鸡内金10g

7剂(分14日服用)。水煎服。

【按语】该患儿因久病,脾气虚弱,故予六君子汤合牡蛎散健脾益气。方中太子参、白术、茯苓健脾益气,陈皮、半夏醒脾助运,神曲、鸡内金消食开胃。浮小麦、瘪桃干、糯稻根收敛止汗。二诊时,患儿胃纳转佳,无呕吐,故去神曲。治疗后好转。

案4

吴某,女,2岁。

初诊(2012年5月16日)

胃纳差1月余。1个月前无明显诱因下出现胃纳差,不思饮食,二便正常,精神正常,无腹痛,无主动进食欲望。查体:一般可,咽部不红,心肺无殊,腹软无殊,全腹无压痛、反跳痛。肝脾未及。面色淡,舌淡,苔薄白,脉弱。

[诊断]中医:厌食(脾胃气虚)。西医:厌食。

[治则]健脾益气,佐以助运。

[方药]取异功散加味。

党参9g 白术9g 茯苓9g 怀山药15g 芡实9g 莲子9g 生甘草3g 炒麦芽15g 鸡内金12g 陈皮3g

7剂(分14日服用)。水煎服。

二诊(2012年5月30日)

经药后,胃纳稍转佳,有主动进食欲望。食量小。故继续以前法治疗。处方:

党参9g 白术9g 茯苓9g 怀山药15g 芡实9g 莲子9g 生甘草3g 炒麦芽15g 鸡内金12g 陈皮3g 神曲10g

7剂(分14日服用)。水煎服。

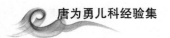

三诊(2012年6月13日)

经药后,胃纳转佳,有主动进食欲望。二便调。

党参9g 白术9g 茯苓9g 怀山药15g 芡实9g 莲子9g 生甘草3g 炒麦芽15g 鸡内金12g 陈皮3g 神曲10g

7剂(分14日服用)。水煎服。

继服14剂后好转。

【按语】厌食总由脾胃失健所致,治疗以运脾开胃为基本法则。脾主运化,脾胃调和,则知饥欲食,食而能化。《灵枢·脉度》:"脾气通于口,脾和则口能知五谷矣。"党参、白术、茯苓、甘草、芡实、莲子、怀山药健脾益气,鸡内金、炒麦芽消食开胃。陈皮醒脾助运。诸药合用,有健脾助运之意。

三、心肝系病证

(一)夜啼

案

张某,男,9个月。

初诊(2013年4月2日)

夜间多哭2周。患儿2周来夜寐欠佳,易醒多哭,胃纳减少,二便尚调。患儿平素易惊,汗多,枕秃明显,刚刚断母乳更换奶粉。患儿系第一胎第一产,足月顺产。舌淡红苔薄白。

[诊断]中医:夜啼(脾虚肝旺)。西医:夜啼。

[治则]益气健脾,柔肝安神。

[方药]取六君子汤合天麻钩藤饮化裁。

生黄芪10g 太子参10g 云茯苓10g 炒白术10g 姜半夏6g 防风6g 生甘草6g 明天麻6g 钩藤10g 生石决明15g 秫米20g 煅牡蛎15g 大红枣3枚

7剂(分14日服用)。水煎服。

二诊(2013年4月16日)

患儿服药后,夜啼较前好转,汗出稍减。

生黄芪10g 太子参10g 云茯苓10g 炒白术10g 姜半夏6g 防风

6 g 生甘草 6 g 明天麻 6 g 钩藤 10 g 生石决明 15 g 秫米 20 g 煅牡蛎 15 g 大红枣 3 枚

7 剂(分 14 日服用)。水煎服。

【按语】婴儿肝常有余而易惊,脾常不足而易积滞。该患儿因断乳后喂养不当,营养失调而致脾胃亏虚,"胃不和则卧不安",脾虚则肝旺故致夜寐欠佳,易醒多哭。故治拟益气健脾,柔肝安神为主。方药以六君子汤合天麻钩藤饮化裁。六君子汤为益气健脾要方,结合天麻、钩藤、石决明平肝息风,共收安神功效。患儿平素易惊、汗多,枕秃明显,故加玉屏风、牡蛎、秫米、红枣益气固表敛汗。红枣更可以调味,患儿年幼,故服药时尽量少量多次服用,一剂药可分 2～3 日而服,方能尽显其效。

(二)汗证

案 1

石某,男,2 岁。

初诊(2013 年 8 月 5 日)

睡中及活动后多汗 1 年余。

患儿从小多汗,尤其是睡中和活动后,家长需要随身携带毛巾或干衣物更换,每晚要更换 3～4 次毛巾,经常汗出受凉后感冒,胃纳欠佳,夜寐尚可,大便干,2～3 日一次,羊屎状。查体:咽部不红,心肺无殊,腹软无压痛,舌淡红,苔薄白,脉细。

[诊断] 中医:汗证(肺脾气虚)。西医:自汗,盗汗。

[治则] 补肺固表,健脾开胃。

[处方] 取玉屏风加减。

黄芪 10 g 白术 10 g 防风 10 g 浮小麦 15 g 瘪桃干 10 g 糯稻根 15 g 生山楂 15 g 火麻仁 10 g 山茱萸 10 g

7 剂(分 14 日服用)。水煎服。

嘱家长勤于更换衣物,防止着凉。

二诊(2013 年 8 月 19 日)

患儿汗出减少,胃纳仍差,大便 2 日 1 次,较前容易排出。舌淡,苔薄白,脉细。

黄芪 10 g 白术 10 g 防风 10 g 浮小麦 15 g 瘪桃干 10 g 糯稻根 15 g

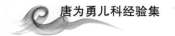
生山楂 15 g　火麻仁 10 g　山茱萸 10 g　炙鸡内金 15 g　炒麦芽 15 g

7 剂(分 14 日服用)。水煎服。

三诊(2013 年 9 月 2 日)

患儿汗出较前好转,胃纳稍转佳,大便 2 日 1 次,成形不干。舌淡,苔薄白,脉细。

黄芪 10 g　白术 10 g　防风 10 g　浮小麦 15 g　瘪桃干 10 g　糯稻根 15 g
生山楂 15 g　火麻仁 10 g　山茱萸 10 g　炙鸡内金 15 g　炒麦芽 15 g

7 剂(分 14 日服用)。水煎服。

四诊(2013 年 9 月 16 日)

患儿汗出较前好转,胃纳稍转佳,大便正常,每日一行。舌淡,苔薄白,脉细。

故予前方 7 剂,分 14 日服用。治疗后好转。

【按语】 小儿由于形气未充,腠理疏薄,加之生机旺盛、清阳发越,在日常生活中,比成人容易出汗。《景岳全书·小儿则·盗汗》云:"小儿元气未充,腠理不密,所以极易汗出。故凡饮食过热,或衣被过暖皆能致汗。"该患儿因肺脾气虚,表卫不固而致汗出,经常感冒,故治疗上应补肺固表,健脾开胃。以黄芪益气固表,白术健脾益气,防风走表御风调节开阖,浮小麦养心敛汗。二诊、三诊时加用炒麦芽消食健脾。三诊后汗出明显好转。

案 2

刘某,男,5 岁。

初诊(2012 年 3 月 9 日)

盗汗 3 年。患儿 3 年来盗汗,汗出较多,形体消瘦,心烦少寐,口干,手足心热。胃纳尚可,夜寐可。查体:唇红,咽略红,心肺无异常,腹软无殊。舌质红,苔少见剥苔,脉细数。

[**诊断**] 中医:汗证(气阴两虚)。西医:盗汗。

[**治则**] 益气养阴。

[**方药**] 取生脉散加减。

党参 10 g　白术 10 g　茯苓 10 g　麦冬 10 g　五味子 10 g　酸枣仁 10 g
黄芪 10 g　瘪桃干 10 g　生地 10 g　熟地 10 g　浮小麦 10 g　煅龙骨 15 g　煅
牡蛎 15 g　地骨皮 10 g　牡丹皮 10 g　甘草 6 g

7 剂(分 14 日服用)。水煎服。

二诊(2012 年 3 月 23 日)

患儿服药后,盗汗明显减少。舌质红,苔少见剥苔,脉细数。

党参 10 g 白术 10 g 茯苓 10 g 麦冬 10 g 五味子 10 g 酸枣仁 10 g 黄芪 10 g 瘪桃干 10 g 生地 10 g 熟地 10 g 浮小麦 10 g 煅龙骨 15 g 煅牡蛎 15 g 地骨皮 10 g 牡丹皮 10 g 甘草 6 g 炒谷芽 9 g

7 剂(分 14 日服用)。水煎服。

三诊(2012 年 4 月 6 日)

患儿服药后,盗汗明显减少。舌质红,苔少,脉细数。

党参 10 g 白术 10 g 茯苓 10 g 麦冬 10 g 五味子 10 g 酸枣仁 10 g 黄芪 10 g 瘪桃干 10 g 生地 10 g 熟地 10 g 浮小麦 10 g 煅龙骨 15 g 煅牡蛎 15 g 地骨皮 10 g 牡丹皮 10 g 甘草 6 g 炒谷芽 9 g

7 剂(分 14 日服用)。水煎服。

四诊(2012 年 4 月 20 日)

患儿服药后,盗汗减少。舌质淡,苔薄,脉细数。

予原方 7 剂,分 14 日服用。治疗后好转。

嘱保暖,减少感冒次数。

【按语】《素问·阴阳别论篇》:"阳加于阴,谓之汗。"该患儿因气阴两虚而致盗汗,故治疗上应益气养阴。以党参益气生津;麦冬养阴清热;五味子、酸枣仁收敛止汗;黄芪、瘪桃干益气固表;浮小麦养心敛汗;煅龙骨、煅牡蛎补养心脾,收敛止汗;地骨皮、牡丹皮清泄虚热。二诊时加用炒谷芽消食健脾。三诊时效果显著。

(三)心悸

案

冯某,男,7 岁。

初诊(2013 年 6 月 24 日)

患儿时有心悸易惊,头晕目眩,面色少华,身乏体倦,纳呆食少。查体:咽部不红,两肺呼吸音粗,心音有力,偶及期前收缩,1～2 次/分,腹软无异常。舌淡红,苔薄白,脉细。自幼禀赋不足,素质虚弱,既往有心肌炎病史,久病伤正,损耗心之气阴,生化之源不足,以致心神失养,发为心悸。如《丹溪心法·惊悸怔忡》所言:"人之所主者心,心之所养者血,心血一虚,神气不守,此惊悸之所肇端也。"

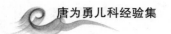

[**诊断**] 中医：心悸（心血不足）。西医：心律失常。

[**治则**] 补血养心，益气安神。

[**方药**] 取养心汤、炙甘草汤合四五汤加减。

太子参 10g　麦冬 20g　五味子 10g　当归 10g　丹参 10g　炙甘草 10g　生地 20g　火麻仁 10g（打）　沉香 1g　乌药 5g　桂枝 10g　槟榔 6g

7剂（分 14 日服用）。水煎服。

二诊（2013 年 7 月 8 日）

患儿服药后偶有心悸心慌，无头晕目眩，舌淡红，苔薄白，脉细。

太子参 10g　麦冬 20g　五味子 10g　当归 10g　丹参 10g　炙甘草 10g　生地 20g　火麻仁 10g（打）　沉香 1g　乌药 5g　桂枝 10g　槟榔 6g　丹参 15g

7剂（分 14 日服用）。水煎服。

【**按语**】患儿自幼素体易虚，耗伤气血，心悸，脉络不和。予太子参、麦冬、五味子益气养心，当归活血化瘀。二诊时已有好转，加用丹参加强益气活血养心之效。"气为血之帅，气行则血行"，所以重点在补心气，配以活血化瘀。唐为勇认为该患儿用药贵在灵动，不易呆滞，诸药合用，效果明显。

（四）注意力缺陷多动障碍

案 1

赵某，男，8 岁。

初诊（2012 年 12 月 26 日）

发现多动半年。入学后，上课注意力不集中，自我控制差，情绪不稳，小动作频繁，眨眼连连。学习成绩一般。二便调，夜寐欠佳。查体：咽红，舌质淡苔薄白，脉数，心肺无异。

[**诊断**] 中医：脏躁（心失所养，痰火内扰）。西医：注意力缺陷多动障碍。

[**治则**] 清心化痰，养心安神。

[**方药**] 取甘麦大枣汤合温胆汤化裁。

柴胡 6g　牡丹皮 6g　栀子 6g　炒白术 10g　制半夏 9g　钩藤 9g　云茯苓 9g　炙甘草 9g　赤芍 6g　淮小麦 10g　全当归 10g　大枣 6g　枳壳 9g　竹茹 6g　酸枣仁 9g　全蝎 3g

7剂（分 14 日服用）。水煎服。

二诊(2013 年 1 月 9 日)

患儿多动症状稍有好转,情绪烦躁,睡眠好转,胃纳可,易出汗。脉细,苔薄腻,舌质淡。

柴胡 6 g　牡丹皮 6 g　栀子 6 g　炒白术 10 g　制半夏 9 g　钩藤 9 g　云茯苓 9 g　炙甘草 9 g　赤芍 6 g　淮小麦 10 g　全当归 10 g　大枣 6 g　枳壳 9 g　竹茹 6 g　酸枣仁 9 g　夜交藤 10 g　煅龙骨 30 g　煅牡蛎 30 g　百合 12 g　枳实 12 g　知母 15 g　全蝎 3 g

7 剂(分 14 日服用)。水煎服。

三诊(2013 年 1 月 23 日)

患儿多动症状稍好转,情绪烦躁好转,小动作减少,胃纳可,汗出减少。脉细,苔薄腻。

柴胡 6 g　牡丹皮 6 g　栀子 6 g　炒白术 10 g　制半夏 9 g　钩藤 9 g　云茯苓 9 g　炙甘草 9 g　赤芍 6 g　淮小麦 10 g　全当归 10 g　大枣 6 g　枳壳 9 g　竹茹 6 g　酸枣仁 9 g　夜交藤 10 g　煅龙骨 30 g　煅牡蛎 30 g　百合 12 g　枳实 12 g　知母 15 g　黄芪 20 g　麦冬 15 g　全蝎 3 g

7 剂(分 14 日服用)。水煎服。

四诊(2013 年 2 月 6 日)

患儿多动症状稍好转,情绪烦躁好转,小动作减少,胃纳可,汗出减少。脉细,苔薄腻。

柴胡 6 g　牡丹皮 6 g　栀子 6 g　炒白术 10 g　制半夏 9 g　钩藤 9 g　云茯苓 9 g　炙甘草 9 g　赤芍 6 g　淮小麦 10 g　全当归 10 g　大枣 6 g　枳壳 9 g　竹茹 6 g　酸枣仁 9 g　夜交藤 10 g　煅龙骨 30 g　煅牡蛎 30 g　百合 12 g　枳实 12 g　知母 15 g　黄芪 20 g　麦冬 15 g　全蝎 3 g

7 剂(分 14 日服用)。水煎服。

【按语】《素问·灵兰秘典论篇》:"心者,君主之官也,神明出焉……肝者,将军之官,谋虑出焉……肾者,作强之官,伎巧出焉。"本病病因主要有先天禀赋不足,或后天护养不当、外伤、病后等。主要病变部位在心、肝、脾、肾。治疗以调和阴阳为治疗原则。在心者,注意力不集中,情绪不稳定;在肝者,易冲动,易发怒;在脾者,记忆力差;在肾者,学习成绩低下。故该患儿证属心失所养,痰火内扰为主。治疗以清心化痰,养心安神为主。取甘麦大枣汤合黄连温胆汤。二诊时加用百合疏肝,煅龙骨、煅牡蛎止汗。三诊、四诊加用益气养阴药物,治疗后好转。

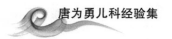

案 2

孙某,男,12 岁。

初诊(2013 年 8 月 19 日)

注意力不集中 3 个月。患儿近 3 个月来多动,老师反映上课注意力不集中,不能认真完成作业,多梦,形体消瘦,胃纳尚可,二便正常。查体:咽部不红,心肺无异常,腹软无压痛,舌质红,苔薄,脉滑数。

[**诊断**] 中医:脏躁(心火抗盛)。西医:注意力缺陷多动障碍。

[**治则**] 清心泻火。

[**方药**] 取竹叶石膏汤加减。

生地 10 g　通草 10 g　竹叶 10 g　石膏 30 g　熟地 15 g　知母 10 g　麦冬 9 g　怀牛膝 10 g　浮小麦 10 g　酸枣仁 10 g

7 剂(分 14 日服用)。水煎服。

嘱家长多给予关心爱护。

二诊(2013 年 9 月 2 日)

患儿仍有多动,稍减少,能在监督下完成简单作业,夜寐可。舌质红,苔薄,脉细。予原方加减清心泻火。处方:

生地 10 g　通草 10 g　竹叶 10 g　石膏 30 g　熟地 15 g　知母 10 g　麦冬 9 g　怀牛膝 10 g　浮小麦 10 g　酸枣仁 10 g　天麻 9 g　钩藤 9 g

7 剂(分 14 日服用)。

水煎服。嘱家长多给予关心爱护,营造一个和谐环境。

三诊(2013 年 9 月 16 日)

患儿多动较前减少,能在监督下完成简单作业,夜寐可。舌质红,苔薄,脉细。予原方加减清心泻火。处方:

生地 10 g　通草 10 g　竹叶 10 g　石膏 30 g　熟地 15 g　知母 10 g　麦冬 9 g　怀牛膝 10 g　浮小麦 10 g　酸枣仁 10 g　天麻 9 g　钩藤 9 g

7 剂(分 14 日服用)。水煎服。

连服 14 剂后好转。

【**按语**】本病病因主要有先天禀赋不足、后天护养不当、外伤、病后等。主要病变部位在心、肝、脾、肾。治疗以调和阴阳为治疗原则。该患儿证属心火亢盛。治疗以清心泻火。取竹叶石膏汤。二诊、三诊时加用天麻、钩藤平肝泻火。治疗后好转。

（五）抽动障碍

案

某男,11 岁。

初诊(2012 年 3 月 28 日)

挤眼、口角阵发性抽动 2 年。患儿平素性情内向,不善言辞,抽动症状每因情绪激动、精神紧张时加重,剧时常伴有颈部抽动,大便艰涩,二三日一行。舌质红,苔薄黄,脉弦细。

[诊断] 中医:脏躁病(肝阴亏虚,筋脉失养)。西医:抽动秽语综合征。

[治则] 滋阴柔肝息风。

[方药] 取一贯煎加减。

北沙参 20 g　生地 20 g　枸杞子 20 g　麦冬 10 g　当归 10 g　潼蒺藜 10 g　滁菊花 10 g　栀子 10 g　白芍 10 g　佛手 10 g　钩藤 10 g　生龙骨 30 g　生牡蛎 30 g　石决明 30 g　龙胆草 6 g

7 剂(分 14 日服用)。水煎服。

二诊(2012 年 4 月 11 日)

患儿服药后,病情有所好转,抽动频率减少,情绪激动时抽动无明显加剧。处方:

北沙参 20 g　生地 20 g　枸杞子 20 g　麦冬 10 g　当归 10 g　潼蒺藜 10 g　滁菊花 10 g　栀子 10 g　白芍 10 g　佛手 10 g　钩藤 10 g　生龙骨 30 g　生牡蛎 30 g　石决明 30 g　龙胆草 6 g　牡丹皮 10 g

7 剂(分 14 日服用)。水煎服。

三诊(2012 年 4 月 25 日)

患儿症情大减,抽动频率降低,情绪激动时抽动无明显加剧。

北沙参 20 g　生地 20 g　枸杞子 20 g　麦冬 10 g　当归 10 g　潼蒺藜 10 g　滁菊花 10 g　栀子 10 g　白芍 10 g　佛手 10 g　钩藤 10 g　生龙骨 30 g　生牡蛎 30 g　石决明 30 g　龙胆草 6 g　牡丹皮 10 g　蝉蜕 3 g

7 剂(分 14 日服用)。水煎服。

四诊(2012 年 5 月 9 日)

患儿症情大减,抽动频率降低。

故予前方 7 剂,分 14 日服用。水煎服。治疗后好转。处方:

【按语】该患儿因情志不遂,肝气郁结,郁久化火伤阴,肝阴耗伤以致筋脉失去濡养,虚风内动,属本虚标实之证,治当责之于肝,用一贯煎加减以滋阴柔肝息风。方中北沙参、生地、枸杞子、麦冬、当归、白芍、佛手滋阴养血、生津柔肝、疏肝开郁以治其本;滁菊花、钩藤、生龙骨、生牡蛎、石决明平肝潜阳、息风止痉;栀子、龙胆草泻肝火以治其标。此病治疗时,还应当与家长积极沟通,注意患儿情志调节,保持心情舒畅。

(六)高热惊厥脑部后遗症

案

苏某,男,6岁。

初诊

高热惊厥后脑部发育不良。患者2岁时因高热惊厥后脑缺氧而致脑部发育不良,智力低下,自我控制力差,经过中药和针灸治疗,目前自制力有所增加,智力有所改善,高热惊厥未再发作。今神态自如,较前清醒,答语正确,舌红苔薄。

[诊断]中医:虚劳(痰浊蒙蔽,心窍失灵)。西医:高热惊厥脑部后遗症。

[治则]涤痰泻浊,平肝息风,益智开窍。

[方药]取温胆汤合天麻钩藤饮化裁。

太子参20g 云茯苓10g 炒白术10g 生甘草10g 新会皮10g 姜半夏10g 姜竹茹10g 炒枳壳10g 明天麻10g 钩藤10g 白僵蚕10g 九节菖蒲10g 白芷10g 川芎10g 柏子仁10g 火麻仁10g

7剂(分14日服用)。水煎服。

二诊

症情稳定,逐步好转,大便干结2～3日一次,故加入郁李仁、益智仁等加强润肠通便的功效。处方:

太子参20g 云茯苓10g 炒白术10g 生甘草10g 新会皮10g 姜半夏10g 姜竹茹10g 炒枳壳10g 明天麻10g 钩藤10g 石决明20g 九节菖蒲10g 白芷10g 川芎10g 柏子仁10g 火麻仁10g 郁李仁20g 益智仁10g 生黄芪10g

7剂(分14日服用)。水煎服。

【按语】患者系高热惊厥后脑缺氧而致的脑部后遗症。患者因热病后痰火上扰,痰浊阻滞,蒙蔽清窍,心神不明而髓海失聪。内风多从痰起,故今再予豁痰开窍、醒脑充髓之法治之。其中以温胆汤涤痰泄浊,以天麻钩藤饮平肝息风,并佐以参芪、川芎、白芷、益智仁之品加强益气活血、开窍醒神的功效。此证为疑难痼疾,没有捷径,只有循序而渐进,并配合平时的康复训练,以父母的关爱换来孩子的健康。

四、肾系病证

(一)血尿

案 1

黄某,女,5 岁。

初诊(2013 年 11 月 18 日)

血尿 2 个月,无水肿,尿黄,外阴伴有瘙痒,尿常规:红细胞计数 8～10/HP,隐血(＋＋＋～＋＋＋＋),无发热,无尿痛,无腰痛腰酸。舌质红,苔薄。

[诊断] 中医:淋证(热淋)。西医:血尿,外阴炎。

[治则] 清热利尿,凉血止血。

[方药] 取八正散加减。

知母 9g 黄柏 9g 当归 9g 生地 20g 赤芍 9g 牡丹皮 9g 仙鹤草 20g 生槐花 9g 小蓟草 15g 茜草 9g 怀牛膝 9g 车前子 15g 栀子 9g

7 剂(分 14 日服用)。水煎服。

氧氟沙星滴眼液,外用,每日 1 次。1 周后复查尿常规。

二诊(2013 年 12 月 1 日)

服药 1 周后,尿常规示红细胞 6～7/HP,隐血(＋＋＋)。无发热,无尿痛,无腰痛腰酸。处方:

知母 9g 黄柏 9g 当归 9g 生地 20g 赤芍 9g 牡丹皮 9g 仙鹤草 20g 生槐花 9g 小蓟草 15g 茜草 9g 怀牛膝 9g 车前子 15g 白茅根 9g 栀子 9g

7 剂(分 14 日服用)。水煎服。

1 周后复查尿常规。

三诊(2013 年 12 月 15 日)

尿常规示:尿常规示红细胞 3～4/HP,隐血(＋)。外阴无瘙痒。无发热,无

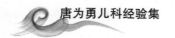

尿痛,无腰痛腰酸。处方:

知母9g 黄柏9g 当归9g 生地20g 赤芍9g 牡丹皮9g 仙鹤草20g 生槐花9g 小蓟草15g 茜草9g 怀牛膝9g 车前子15g 仙鹤草9g

7剂(分14日服用)。水煎服。

四诊(2013年12月30日)

尿常规示:红细胞0~2/HP,隐血(+)。外阴无瘙痒。无发热,无尿痛,无腰痛腰酸。处方:

知母9g 黄柏9g 当归9g 生地20g 赤芍9g 牡丹皮9g 仙鹤草20g 生槐花9g 小蓟草15g 茜草9g 怀牛膝9g 车前子15g 墨旱莲15g 仙鹤草9g

7剂(分14日服)。水煎服。

【按语】《诸病源候论》:"诸淋者,由肾虚而膀胱热故也。"而《景岳全书》指出:淋证初起,虽多因于热,但由于治疗及病情变化各异,又可转为寒、热、虚等不同证型。从而倡导"凡热者宜清,涩者宜利,下陷者宜升提,虚者宜补,阳气不固者宜温补命门"。故初起以清热利尿、凉血止血为治疗大法。化湿滑利窍道,清热渗湿,利水通淋。小蓟草、生地、白茅根清热通淋、凉血止血,车前子利尿通淋。唐为勇认为此患儿初起因膀胱热结,治疗进一步好转中,对于后期则虚加用滋养肾阴药物,所以在三诊、四诊都加用了墨旱莲、仙鹤草养血滋阴,以防久病之肾阴亏虚。

案2

江某,男,10岁。

初诊(2013年8月10日)

乏力头晕2周。患儿近2周来乏力头晕,腰酸盗汗,手足心热。无发热。外院查尿常规示:红细胞(++)。无尿频、尿急、尿痛。查体:咽红,心音有力,律齐,未及杂音。两肺呼吸音粗,腹软无殊。舌质红,苔少,脉细数。

[**诊断**]中医:尿血(肾虚火旺)。西医:血尿。

[**治则**]滋阴补肾。

[**方药**]取知柏地黄丸加减。

知母10g 黄柏10g 生地10g 牡丹皮10g 茯苓10g 泽泻10g 山

茱萸 10 g　山药 10 g　仙鹤草 10 g　茜草 10 g　玄参 10 g　板蓝根 15 g

7 剂(分 14 日服用)。水煎服。

二诊(2013 年 8 月 24 日)

患儿今诉乏力头晕较前好转,腰酸盗汗减轻。尿常规:红细胞(＋)。处方:

知母 10 g　黄柏 10 g　生地 10 g　牡丹皮 10 g　茯苓 10 g　泽泻 10 g　山茱萸 10 g　山药 10 g　仙鹤草 10 g　茜草 10 g　玄参 10 g　板蓝根 15 g　赤芍 9 g

7 剂(分 14 日服用)。水煎服。

三诊(2013 年 9 月 7 日)

患儿乏力头晕好转,无腰酸,盗汗减轻。尿常规:红细胞(＋)。处方:

知母 10 g　黄柏 10 g　生地 10 g　牡丹皮 10 g　茯苓 10 g　泽泻 10 g　山茱萸 10 g　山药 10 g　仙鹤草 10 g　茜草 10 g　玄参 10 g　板蓝根 15 g　赤芍 9 g　墨旱莲 15 g

7 剂(分 14 日服用)。水煎服。

治疗后好转。

【按语】血证明显证候特征为血液或从口、鼻,或从尿道、肛门,或从肌肤而外溢。出血是常见的症状和体征,常见的出血有:鼻衄、齿衄、咳血、吐血、便血、尿血、紫斑等。该患儿则是尿血。血证的治疗可归纳为治火、治气、治血三个原则。治火:实火当清热泻火,虚火当滋阴降火。治气:气为血帅,气能摄血,血与气休戚相关,实证当清气降气,虚证当补气益气。治血:当达到治血的目的,最主要的是辨证论治,适当选用凉血止血、收敛止血、活血止血法等。该患儿尿血证属肾虚火旺。治拟滋阴降火。方中知母、黄柏滋阴降火,牡丹皮清泄虚热,泽泻利湿而不伤阴,山茱萸不养肝肾,山药补益脾阴,茯苓淡渗脾湿,仙鹤草收敛止血,墨旱莲滋养肾阴。主要合用,起到滋阴降火的目的,使疾病痊愈。

(二)尿频

陈某,男,7 岁。

初诊(2013 年 5 月 3 日)

尿频 2 个月余。患儿 2 个月前无明显诱因出现尿频,每日 10 余次,无尿痛,无腰痛,无发热,纳可,大便调。查体:神清,咽稍红,心肺腹未及明显异常,未见包茎,尿道口不红,舌质红、苔黄腻,脉数。辅助检查:尿常规:(一)。

[诊断]中医：尿频（热结膀胱）。西医：神经性尿频。

[治则]清热利湿，通利膀胱。

[方药]取八正散加减。

草薢 10 g　萹蓄 10 g　瞿麦 10 g　滑石粉 10 g　炒栀子 10 g　车前子 10 g　枳壳 10 g　桔梗 10 g　白茅根 15 g　茯苓 10 g　炒薏苡仁 10 g　泽泻 10 g　猪苓 10 g　麦冬 10 g　知母 10 g　甘草 6 g

3 剂（分 6 日服用）。水煎服。

二诊（2013 年 5 月 9 日）

服药 3 剂后，尿频较前明显减轻。处方：

草薢 10 g　萹蓄 10 g　瞿麦 10 g　滑石粉 10 g　炒栀子 10 g　车前子 10 g　枳壳 10 g　桔梗 10 g　白茅根 15 g　茯苓 10 g　炒薏苡仁 10 g　泽泻 10 g　猪苓 10 g　麦冬 10 g　知母 10 g　甘草 6 g

7 剂（分 14 日服用）。水煎服。

三诊（2013 年 5 月 23 日）

服药后，尿频较前明显减轻。

故予前方 7 剂，分 14 日服用。水煎服。患儿尿频症状消失。

【按语】该案患儿因热结膀胱，湿阻热郁，气化不利，开阖失司，膀胱失约而致尿频。正如隋代巢元方《诸病源候论·小儿杂病诸候》所云："肾与膀胱为表里，俱主水，肾气下通于阴，此二经既受客热，则水行涩，故小便不快而起数也。"该案从湿热着手，拟清热利湿、通利膀胱之法，方中萹蓄、瞿麦、小通草、滑石粉、车前子清利湿热。草薢、猪苓、泽泻、茯苓利湿化浊。炒栀子、白茅根清热，知母、麦冬滋阴泄热，炒薏苡仁健脾渗湿，桔梗宣肺利膈，既解表，又助化湿，甘草调和诸药。全方共奏清热利湿之功，热除湿去，则尿频消失。

（三）遗尿

案 1

吴某，男，10 岁。

初诊（2012 年 8 月 22 日）

夜间遗尿，平均一周 1～2 次，形体微胖，乏力，嗜睡。无尿急尿痛，无腰酸腰痛。胃纳可，大便正常。舌淡，苔白，脉细。

[诊断]中医：遗尿病（肺脾气虚）。西医：遗尿。

[治则] 补肺益脾,固涩止遗。

[方药] 取缩泉丸加减。

党参20g　黄芪20g　山药20g　益智仁9g　乌药9g　金樱子9g　覆盆子9g　菟丝子10g　桑螵蛸9g　桂枝9g　补骨脂9g　当归10g　熟地10g　川芎10g　甘草9g

7剂(分14日服用)。水煎服。

嘱下午5点后尽量少饮水。

二诊(2012年8月29日)

家长诉近1周未遗尿,甚是欣喜。

党参20g　黄芪20g　山药20g　益智仁9g　乌药9g　金樱子9g　覆盆子9g　菟丝子10g　桑螵蛸9g　桂枝9g　补骨脂9g　当归10g　熟地10g　川芎10g　甘草9g

7剂(分14日服用)。水煎服。

【按语】《素问·宣明五气篇》:"膀胱不利为癃,不约为遗溺。"该患儿病机为肺脾气虚,故治疗以健脾益气为主,党参、黄芪补气,益智仁、乌药温脾止遗。肺脾之气得补,膀胱之气得固,则遗尿可愈。治疗4周后,效果显著。遗尿患儿家长白日勿使小儿过度疲劳,傍晚前应注意控制饮水量。临睡前令患儿排空小便。一定要给予患儿信心和支持,切忌打骂。夜间尿湿后及时更换裤子、被褥,保持干燥。

案2

患儿,男,6岁。

初诊(2012年11月10日)

遗尿3年。患儿3年来每周遗尿3～4次,小便清长,神疲乏力,肢冷畏寒。查体:咽部不红,心肺无异常,腹软,无压痛、反跳痛,未及包块。舌质淡,苔薄白,脉沉无力。

[诊断] 中医:遗尿(肾气不足)。西医:遗尿。

[治则] 温补肾阳。

[方药] 取菟丝子散加减。

菟丝子10g　巴戟天10g　肉苁蓉10g　附子3g　五味子10g　牡蛎10g　桑螵蛸10g　麻黄10g

7剂(分14日服用)。水煎服。

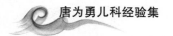

二诊(2012 年 11 月 24 日)

患儿近 1 周遗尿次数 2 次。神疲乏力较前好转,肢寒畏冷好转。

菟丝子 10 g　巴戟天 10 g　肉苁蓉 10 g　附子 3 g　五味子 10 g　牡蛎 10 g　桑螵蛸 10 g　麻黄 10 g　杜仲 9 g

7 剂(分 14 日服用)。水煎服。

三诊(2012 年 12 月 8 日)

患儿近 1 周遗尿次数 1 次。神疲乏力较前好转,肢寒畏冷好转。

菟丝子 10 g　巴戟天 10 g　肉苁蓉 10 g　附子 3 g　五味子 10 g　牡蛎 10 g　桑螵蛸 10 g　麻黄 10 g　杜仲 9 g　益智仁 9 g　乌药 6 g　山药 9 g

7 剂(分 14 日服用)。水煎服。

四诊(2012 年 12 月 22 日)

患儿近 1 周遗尿 1 次。神疲乏力较前好转,无明显肢寒畏冷。

予原方 7 剂(分 14 日服用)。

治疗后好转。

【按语】《诸病源候论》:"遗尿者,此由膀胱有冷,不能约于水故也⋯⋯肾主水,肾气下通于阴,小便者,水液之余也,膀胱为津液之府,既冷气衰弱,不能约水,故遗尿也。"该患儿病机为肾气不足,故治疗以温补肾阳为主,菟丝子、巴戟天、肉苁蓉、附子温补肾阳以暖膀胱。五味子、牡蛎、桑螵蛸滋肾敛阴以缩小便。缩泉丸(益智仁、乌药、山药)有温脾、暖膀胱、止遗之功。治疗 6 周后,效果显著。患儿家长白日勿使小儿过度疲劳,傍晚前应注意控制饮水量。临睡前令患儿排空小便。一定要给予患儿信心和支持,切忌打骂。夜间尿湿后及时更换裤子、被褥,保持干燥。

案 3

周某,女,8 岁。

初诊(2009 年 9 月 13 日)

夜间遗尿 6 年余,加重半个月。患儿自幼经常夜间尿床,少则数夜 1 次,多则一夜数次,睡眠深沉,难以唤醒,近半个月明显加重。外院以温肾固涩之剂,收效甚微。现遗尿轻则每夜 1～2 次,重则 3～4 次,醒后方知。就诊时,患儿双下眼睑青黑,无晨起水肿,手足心热,时有盗汗,注意力不能集中,纳可,寐安,小溲短赤,大便如常,舌红苔少,脉细数。查血细胞分析、尿液分析、大便常规、尿培养、心电图、肝肾功能及脊柱 X 线平片检查均未见异常。

[诊断] 中医：遗尿（肾阴亏虚，阴虚火旺）。西医：遗尿。

[治则] 滋阴降火，补肾固涩。

[方药] 取知柏地黄丸加减。

知母 10 g　黄柏 10 g　生地 25 g　生山药 12 g　山茱萸 15 g　牡丹皮 15 g 茯苓 15 g　泽泻 10 g　五味子 10 g　炒芡实 10 g　麻黄 6 g　石菖蒲 10 g

7 剂（分 14 日服用）。水煎服。

嘱临睡前排空小便，勿进流质饮食，夜间定时唤醒自主排尿。

二诊（2009 年 9 月 27 日）

药后 1 周遗尿每周 1 次，注意力较前集中，双下眼睑青黑较前好转，仍有手足心热，无自汗、盗汗，纳可，寐安，二便调，舌淡红少苔，脉细数。

知母 10 g　黄柏 10 g　生地 25 g　生山药 12 g　山茱萸 15 g　牡丹皮 15 g 茯苓 15 g　泽泻 10 g　五味子 10 g　炒芡实 10 g　麻黄 6 g　石菖蒲 10 g　竹 茹 10 g　焦山楂 10 g

7 剂（分 14 日服用）。水煎服。

三诊（2009 年 10 月 11 日）

近 1 周未见遗尿，双下眼睑青黑较前好转。

故予前方 7 剂，分 14 日服用。治疗后好转。

【按语】本例患儿阴虚精亏，虚火内生，膀胱失约，开合不利，而致遗尿，遗尿病久不愈，更致肾精匮乏，症见双下眼睑青黑，手足心热，盗汗。肾阴为一身阴气之源，"五脏之阴气，非此不能滋"，肾阴不足，不得上济于心，心神虚亢，而致注意力不集中。虚火下移小肠，可见小溲短赤。舌红苔少，脉细数，亦是一派阴虚火旺之象。同时，患儿先天禀赋不足，下元虚寒，夜卧阳气伏于内而不能制于阴，膀胱气化失调，闭藏失职不能制水，水气下行，睡中不觉而尿出。然此患儿非独肾阳不足，下元虚寒，本在肾阴亏虚，故仅用温肾固涩之剂难收良效。唐为勇明其诊断，辨其证型，治病求本，标本兼顾，治以滋阴泻火，兼温下元，方取知柏地黄汤，易熟地为生地，且重用为君，滋肾阴兼以凉血清热，并有泽泻之宣泄肾浊以济之，用山茱萸之温涩肝经，有牡丹皮之清泻肝火以平之，用山药之收摄脾虚，有茯苓淡渗脾湿以和之。加以知母、黄柏泻火除蒸，生津润燥。五味子温而不热不燥，既酸涩收敛，又益气生津；芡实固肾健脾，炒用更增收敛之性，两药相伍，共奏益肾固精、敛汗止遗之效。麻黄辛温发散、宣肺通阳化气，取"下病上治"之意。石菖蒲辟秽化浊，醒神开窍。二诊时，遗尿减少，注意力较前集中，更加姜竹茹清热化痰除烦;肾阴得固,加焦山楂消食健胃,更助后天脾胃运化,使阴精滋化生源,亦使诸药补而不滞。效果显著。

(四)水肿

案

王某,男,10岁。

初诊(2013年8月26日)

有"肾病综合征"7年。患儿于2006年确诊为"肾病综合征",长期在当地医院随访,曾用环磷酰胺冲击治疗,口服泼尼松1年,现长期口服环孢素,病情控制稳定。现患儿汗出过多,胃纳差,夜尿频多,每日4次,大便稀,每日1次,双下肢凹陷性水肿,夜寐欠安,舌质淡红,苔薄白,脉细弱。

[诊断] 中医:水肿(肾阳虚)。西医:肾病综合征。

[治则] 健脾益肾。

[方药] 取二仙汤加减。

黄芪15g　党参10g　仙茅10g　淫羊藿10g　补骨脂10g　猪苓10g
菟丝子10g　五味子10g　泽泻10g　牡丹皮10g　茯苓10g　太子参10g

7剂(分14日服用)。水煎服。

嘱患儿忌疲劳。

二诊(2013年9月9日)

患者服药后汗出较前减少,夜尿较前减少,每日2～3次。大便正常。夜寐欠可。舌质淡红,苔薄白,脉细弱。

黄芪15g　党参10g　仙茅10g　淫羊藿10g　补骨脂10g　桂枝9g
菟丝子10g　五味子10g　泽泻10g　牡丹皮10g　茯苓10g　太子参10g
酸枣仁10g　益智仁10g　猪苓10g

7剂(分14日服用)。水煎服。

【按语】肾病的治疗原则应根据"本虚标实"之病机,以扶正培本为主,重在益气健脾补肾,调理阴阳,同时注意配合宣肺、利水、清热、化瘀、化湿等。单纯中药治疗效果欠佳者,应配合西药治疗。该患儿久病,双下肢水肿,脾肾阳虚,故治疗以健脾益肾为主。黄芪、茯苓、白术健脾益气利水,桂枝、泽泻、猪苓通阳化气利水。淫羊藿、仙茅温补肾阳。二诊时加用酸枣仁安神助眠。

五、其他病证

(一)紫癜

案

徐某,男,10岁。

初诊(2013年12月4日)

1年前曾患手足口病,2012年4月27日,当地医院查血常规发现血小板减少为$24×10^9$/L,予泼尼松每次5片,每日2次口服,服用3个月。2012年7月27日,当地医院骨穿示:巨核细胞增生活跃,颗粒巨核为主,成熟障碍,血小板散在分布少,符合血小板减少性紫癜骨髓(ITP),予继续服用泼尼松治疗,服用药物至今年11月。2012年11月7日,当地医院查血小板抗体:血清中游离血小板主要抗体HIA-Ⅰ类抗体检查(一),Ⅱ类抗体检查(一)。后服用中药治疗(具体处方不详)。现血小板计数$13×10^9$/L,淋巴细胞47.35%,中性粒细胞百分比47.3%,嗜酸性粒细胞1.1%。查体:背部见红色散在出血点,腕膝关节处红色小皮疹,高出皮肤,抚之碍手,大腿前部、侧部见紫红色条索状皮纹。舌质淡红,苔薄腻。

辨证治疗:患儿长期使用激素,肾上腺皮质抑制,致库欣反应,即生理量肾上腺皮质激素分泌减少,由外源性替代。

[**诊断**] 中医:血证(阴虚火旺)。西医:血小板减少性紫癜。

[**治则**] 温振肾阳,滋阴降火。

[**方药**] 自拟方,方药如下。

生黄芪10g 太子参10g 补骨脂10g 菟丝子10g 五味子10g 锁阳10g 仙鹤草20g 生槐米20g 生地20g 知母10g 甘草10g 黄柏10g

7剂(分14日服用)。水煎服。

嘱夜间保暖,避免感冒,随访。

二诊(2013年12月18日)

患儿服药后,背部红色出血点减少,腕膝关节处红色小皮疹消退,大腿前部、侧部紫红色条索状皮纹消退。舌质淡红,苔薄腻。

生黄芪10g 太子参10g 补骨脂10g 菟丝子10g 五味子10g 锁阳10g 仙鹤草20g 生槐米20g 生地20g 知母10g 甘草10g 赤芍10g

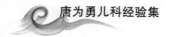

黄柏 10 g

7 剂（分 14 日服用）。水煎服。

三诊（2014 年 1 月 6 日）

患儿服前方后，背部未见新鲜的红色出血点，腕膝关节处红色皮疹消退，大腿前部、侧部紫红色皮纹较前颜色减退。舌质淡红，苔薄白。

生黄芪 10 g　太子参 10 g　补骨脂 10 g　菟丝子 10 g　五味子 10 g　锁阳 10 g　仙鹤草 20 g　生槐米 20 g　生地 20 g　知母 10 g　甘草 10 g　赤芍 10 g　黄柏 10 g

7 剂（分 14 日服用）。水煎服。

治疗后好转。

【按语】《灵枢·百病始生》："阳络伤则血外溢，血外溢出则衄血；阴络伤则血内溢，血内溢则后血。肠胃之络伤，则血溢于肠外。"该患儿证属阴虚火旺，治疗以温振肾阳、滋阴降火为主，黄柏、知母滋阴潜阳，补骨脂、菟丝子温肾振阳，太子参、黄芪健脾益气，仙鹤草和血止血。诸药合用，效果明显。

（二）湿疹

案 1

吴某，男，7 岁。

初诊（2012 年 3 月 18 日）

全身散在红色丘疹 1 年。

患儿出现前胸、后背、双臂、臀部、大腿根部散在皮疹。抓破流黄脓水，瘙痒明显，遇热加重，纳可，大便干，日一行，小便调。查体：咽红，两肺呼吸音清，心音有力，腹软无殊。舌红，苔薄白，脉滑。

[诊断] 中医：湿疹（风湿热毒，蕴结肌肤）。西医：湿疹。

[治则] 疏风透邪，清热利湿，解毒活血。

[方药] 取麻黄连翘赤小豆汤加减。

麻黄 6 g　连翘 10 g　赤小豆 10 g　蝉蜕 10 g　地肤子 10 g　白鲜皮 10 g　合欢皮 10 g　白花蛇舌草 10 g　焦神曲 10 g　砂仁 10 g　荆芥穗 10 g　防风 10 g　全蝎 5 g　白蒺藜 15 g　当归 10 g　甘草 6 g　前胡 10 g　苦参 10 g　蛇床子 10 g　牡丹皮 10 g　半枝莲 10 g　生地 15 g

7 剂（分 14 日服用）。水煎服。

二诊(2012 年 2 月 1 日)

药后症状较前减轻,疹色变浅,部分结痂,未发新疹,伴瘙痒。现患儿鼻塞 1 日,晨起喷嚏,无流涕,无发热,纳可,二便调。处方:

麻黄 6 g　连翘 10 g　赤小豆 10 g　蝉蜕 10 g　地肤子 10 g　白鲜皮 10 g 合欢皮 10 g　白花蛇舌草 10 g　焦神曲 10 g　砂仁 10 g　荆芥穗 10 g　防风 10 g 全蝎 5 g　白蒺藜 15 g　当归 10 g　甘草 6 g　前胡 10 g　苦参 10 g　蛇床子 10 g 半枝莲 10 g　生地 15 g　牡丹皮 10 g　茯苓 15 g　紫苏叶 10 g　辛夷 10 g

7 剂(分 14 日服用)。

三诊(2012 年 2 月 15 日)

患者药后症状减轻,疹色变浅,部分消失,部分结痂,无新疹,瘙痒减轻。治拟养肺阴、健脾胃。处方:

麻黄 6 g　连翘 10 g　赤小豆 10 g　蝉蜕 10 g　地肤子 10 g　白鲜皮 10 g 合欢皮 10 g　白花蛇舌草 10 g　焦神曲 10 g　砂仁 10 g　荆芥穗 10 g　防风 10 g　全蝎 5 g　白蒺藜 15 g　当归 10 g　甘草 6 g　前胡 10 g　苦参 10 g　蛇床子 10 g　半枝莲 10 g　生地 15 g　牡丹皮 10 g　茯苓 15 g　紫苏叶 10 g　辛夷 10 g　石斛 10 g　玉竹 10 g　扁豆 10 g

7 剂(分 14 日服用)。水煎服。

追访月余未复发。

【按语】 麻黄连翘赤小豆汤出自《伤寒论·辨阳明病脉证并治》:"伤寒瘀热在里,身必黄,麻黄连轺赤小豆汤主之。"用于治疗风寒表邪未尽,湿热蕴结而致的黄疸。本案患儿因脾失健运,湿热内生,肺失开阖,皮毛失宣,复感风邪,风湿热浸淫肌肤而发病。方中麻黄、蝉蜕、防风宣表透达、散风止痒;连翘、赤小豆、生地、牡丹皮内清其热;当归、地肤子、白鲜皮活血祛风、安神止痒;苦参、蛇床子、白花蛇舌草、半枝莲清热解毒祛湿;全蝎攻毒散结;稍佐神曲、砂仁健脾。全方共奏疏风活血、清热解毒、化湿止痒透疹之功。诸药合用使湿、热、毒之邪得祛,表里疏通、气机调畅,营卫调和。

案 2

黄某,男,3 岁。

初诊(2012 年 7 月 18 日)

全身散在红色皮疹 3 个月。患儿头面部、躯干、四肢(肘窝、腘窝)出现红色散在皮疹,瘙痒明显,皮疹表面干燥,遇湿、遇热加重,无发热咳嗽,纳可,大便干,

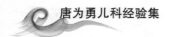

日一行,小便调。查体:咽红,两肺呼吸音清,心音有力,腹软无异常。舌淡红,苔薄白,脉细。

[**诊断**]中医:湿疹(血虚风燥)。西医:湿疹。

[**治则**]养血润肤,祛风止痒。

[**方药**]取当归饮子合四物消风散化裁。

当归10g 生地10g 白芍10g 川芎10g 何首乌10g 荆芥10g 防风10g 白蒺藜10g 黄芪10g 生甘草9g 地肤子10g 白鲜皮10g

7剂(分14日服用)。水煎服。

嘱患儿家长皮疹部位皮肤需保持干燥。

二诊(2012年8月1日)

药后症状较前减轻,疹色变浅,未发新疹,仍瘙痒。无发热,纳可,二便调。

当归10g 生地10g 白芍10g 川芎10g 何首乌10g 荆芥10g 防风10g 白蒺藜10g 黄芪10g 生甘草9g 地肤子10g 白鲜皮10g 丹参10g

7剂(分14日服用)。水煎服。

三诊(2012年8月15日)

药后症状较前减轻,疹色变浅,瘙痒减轻。无发热,纳可,二便调。故予前方7剂,分14日服用。水煎服。治疗后好转。

【**按语**】本病发病,多由于禀赋不耐,风、湿、热客于肌肤所致,及饮食不节,过食辛辣、鱼腥动风之品,脾失健运,湿热内生,复感风湿热邪,内外合邪,两相搏结,淫侵肌肤而发,或素体虚弱,脾为湿困,肌肤失养,或湿热蕴久,耗伤阴血,血虚风燥,肌肤失养所致。在治疗上分:湿热证,血虚风燥证。该患儿证属血虚风燥。当归补血活血,白芍养血益阴,荆芥、防风祛风邪,地肤子、白鲜皮润肤止痒,白蒺藜祛风疏肝,黄芪有托疮生肌之功。诸药合用,共奏养血润肤、祛风止痒之效。二诊、三诊时,患儿皮疹逐渐消退,复诊多次,治疗后好转。

(三)维生素D缺乏性佝偻病

案

邬某,男,1岁。

初诊(2013年8月19日)

患儿自幼补钙不足,出现发稀枕秃,囟门迟闭,出牙迟缓。坐立行走无力,夜啼不宁,易惊多惕,纳呆食少。夜寐不安,胃纳可。查体:前囟门仍未闭,行走无力,肌张力可,咽部不红,心肺无殊,腹软无异常。舌淡苔薄,脉细弦。

[**诊断**] 中医:龟背(脾虚肝旺)。西医:维生素 D 缺乏性佝偻病。

[**治则**] 健脾助运,平肝息风。

[**方药**] 取益脾镇惊散加减。

党参 10g 白术 10g 苍术 10g 茯苓 10g 朱砂 0.3g 钩藤 10g 天麻 10g 甘草 10g 煅龙骨 15g 煅牡蛎 15g 五味子 9g 竹叶 9g 蝉蜕 3g 珍珠母 15g

7 剂(分 14 日服用)。水煎服。

嘱补充钙剂及多晒太阳。

二诊(2013 年 9 月 2 日)

患儿服药后,汗出减少,夜寐较前好转。

党参 10g 白术 10g 苍术 10g 茯苓 10g 朱砂 0.3g 钩藤 10g 天麻 10g 甘草 10g 煅龙骨 15g 煅牡蛎 15g 五味子 9g 竹叶 9g 蝉蜕 3g 珍珠母 15g 当归 10g 白芍 10g

7 剂(分 14 日服用)。水煎服。

三诊(2013 年 9 月 16 日)

患儿服药后,汗出减少,夜寐好转,胃纳可。

党参 10g 白术 10g 苍术 10g 茯苓 10g 钩藤 10g 天麻 10g 甘草 10g 煅龙骨 15g 煅牡蛎 15g 五味子 9g 竹叶 9g 蝉蜕 3g 珍珠母 15g 当归 10g 白芍 10g

7 剂(分 14 日服用)。水煎服。

【**按语**】《诸病源候论·小儿杂病诸候·养小儿候》:"宜时见风日,若都不见风日,则令肌肤脆软,便易伤损……天和暖无风之时,令母将儿抱日中嬉戏,数见风日,则血凝气刚,肌肉硬密,堪耐风寒,不致疾病。"该患儿发稀枕秃,囟门迟闭,夜啼不宁,易惊多惕。证属脾虚肝旺,治拟健脾助运,平肝息风。党参补益脾气,白术、苍术、茯苓健脾助运,朱砂、珍珠母安神镇静,钩藤平肝息风,甘草调和诸药。煅龙骨、煅牡蛎益气止汗,当归、白芍滋阴养血。嘱家长补充钙剂,多晒太阳,效果明显。

(四)麦粒肿

案

余某,男,2 岁。

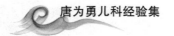

初诊(2013 年 8 月 12 日)

右上眼睑硬结疼痛 5 日。5 日前患儿右上眼睑发现有一硬结,未予重视,近几日硬结逐渐增大,局部红肿,有触痛,患儿无发热,胃口可,小便黄,大便正常,夜寐安。查体:右上眼睑中部可见一红色硬结,约 0.3 cm,见脓头,有触痛。舌红,苔薄黄,脉浮数。

[**诊断**]中医:土疳症(热毒证)。西医:麦粒肿。

[**治则**]清热解毒,散结消肿。

[**方药**]清热解毒自拟方。

金银花 10 g 连翘 10 g 杭白菊 15 g 夏枯草 15 g 密蒙花 10 g 知母 10 g 黄柏 10 g 生地 20 g 赤芍 10 g 牡丹皮 10 g 板蓝根 20 g

4 剂(分 8 日服用)。水煎服。

患儿眼睑已见脓头,嘱家长可至眼科挑刺排脓,促进恢复,多喝开水,饮食清淡。

治疗后痊愈。

【**按语**】《审视瑶函·土疳症》:"此症谓胞上生毒也,俗号为偷针。有一目生而传两目者,有止生一目者。有微邪不出脓血而愈者,有犯触辛热燥腻、风沙烟火,为漏、为吊败者,有窍未实,因风乘虚而入,头脑俱肿,目亦赤痛者。所病不一,因其病而治之。"麦粒肿是生于眼睑边缘的局限性小结,形如麦粒,眼睑肿胀,按之疼痛剧烈,3～4 日后睑缘毛根或眼睑内出现黄白色脓点,脓成溃破,排脓始愈。麦粒肿是睑腺组织受细菌感染形成睑腺组织的化脓性炎症。该患者明显一派热毒表现,故治疗应清热泻火解毒,故以金银花、连翘、板蓝根清热解毒,密蒙花开窍明目,夏枯草散结消肿,赤芍清热凉血。诸药合用起到清热解毒之效。平时应注意眼部卫生,增强体质,避免偏食。

(五)进行性下肢肌肉无力症

案

朱某,男,11 岁。

初诊(2012 年 3 月 2 日)

双下肢进行性肌肉无力 6 年余。患儿从 4 岁起下肢乏力,走路出现鸭步,逐渐不能独立行走,早期不明显,后期病情发展加快。曾经外院注射生长因子等药物,以及针灸、推拿等治疗未见效。目前形体偏胖,动则气喘,扶着能缓慢行走,下蹲后无法自己起立。查体：神清体胖，面色少华，心肺无异常，外生殖器发育如常。上肢肌力有力，下肢无力，双脚外八字。舌淡苔薄白，脉细。

患儿系第一胎第一产，足月，剖腹产，出生时评分好。否认家族性、遗传性疾病史。

[诊断] 中医：痿证（脾肾两虚）。西医：进行性下肢肌肉无力。

[治则] 补肾益气，健脾生肌。

[方药] 取参苓白术散加味。

生黄芪 20 g 太子参 20 g 炒白术 9 g 云茯苓 9 g 怀山药 20 g 补骨脂 9 g 菟丝子 9 g 五味子 9 g 巴戟天 9 g 芡实 20 g 莲子肉 20 g 生甘草 9 g 北沙参 9 g 麦冬 20 g 丹参 9 g 怀牛膝 20 g 生姜 2 片 红枣 3 枚

7 剂（分 14 日服用）。水煎服。

二诊（2013 年 3 月 16 日）

患儿服药后，下肢仍无力行走，神清，面色较前好转，精神尚可。

故予前方 7 剂，分 14 日服用。嘱患者及家属不宜急躁，需长期服药，需有信心。

三诊（2013 年 3 月 30 日）

患儿服药后，配合下肢运动后，仍不能行走，精神可，二便调。胃纳可，夜寐安。故予前方 7 剂，分 14 日服用。

【按语】该患儿系先天禀赋不足，后天失于濡养，脾胃虚弱，气血生化之源不充，无以濡养四肢，则筋脉失荣，肢体屡软无力，渐渐加重。脾肾阳虚，纳气乏力，故见形体偏胖，动则气喘，面色少华。其苔、脉皆示脾胃虚弱，气血不足之象。故治疗以补中益气健脾为主佐以补肾强筋，这也是"治痿独取阳明"的体现。方药以参苓白术散为主，佐以黄芪、怀山药、莲子肉、芡实等加强益气健脾的功效，怀牛膝、补骨脂、菟丝子、巴戟天等补肾助阳强筋骨，并重用怀牛膝引药下行，和丹参一起加强活血祛瘀之功效。因本病是一种慢性重病，缠绵难愈，可累及多脏器，务须结合标本传变，细加辨证，以避免并发症的产生。治疗上需要长期服药，循序渐进，并树立患者对治疗疾病的信心，同时配合适量的肢体运动，这样有利于提高疗效。

（六）自闭症

叶某，男，14 岁。

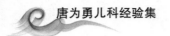

初诊(2013 年 3 月 9 日)

患儿平时情绪烦躁,自我控制差,急躁易怒,在家中乱摔物品。自言自语,不听劝阻,可自己进食,会穿衣服。二便可自理,夜寐可。为第一胎第一产,母亲孕期时服用感冒药,脐带缠绕。剖宫产。出生后 1 岁会走路,2 岁时不会讲话,外院诊断:自闭症。间断性服用西药治疗。无家族史。查体:咽红,心肺无殊。舌质淡苔薄白,脉数。

[**诊断**] 中医:脏躁(心失所养,痰火内扰)。西医:自闭症(狂躁型)。

[**治则**] 清心化痰,养心安神。

[**方药**] 取丹栀逍遥散合甘麦大枣汤化裁。

柴胡 9 g　牡丹皮 9 g　栀子 9 g　当归 10 g　制半夏 9 g　钩藤 9 g　云茯苓 9 g　炙甘草 9 g　赤芍 9 g　淮小麦 10 g　全当归 10 g　大枣 6 g　枳壳 9 g　酸枣仁 9 g　全蝎 3 g

7 剂(分 14 日服用)。水煎服。

嘱患儿家属可进行教育和行为治疗。

二诊(2013 年 3 月 23 日)

患儿服药后,脾气好转,二便调,胃纳、夜寐可。

故予前方 7 剂,分 14 日服用。水煎服。

三诊(2013 年 4 月 13 日)

患儿近日停药后,出现夜中惊醒,入睡比从前困难,胃纳差。舌质红苔薄白,脉数。

柴胡 9 g　牡丹皮 9 g　栀子 9 g　当归 10 g　制半夏 9 g　钩藤 9 g　云茯苓 9 g　炙甘草 9 g　赤芍 9 g　淮小麦 10 g　全当归 10 g　大枣 6 g　枳壳 9 g　酸枣仁 9 g　全蝎 3 g　珍珠母 30 g　夜交藤 15 g

7 剂(分 14 日服用)。水煎服。

四诊(2013 年 4 月 27 日)

患儿服药后,夜寐可,脾气好转,仍有自言自语。胃纳可。故予前方 7 剂,分 14 日服用。水煎服。

嘱患者家属要有耐心和信心。

【**按语**】自闭症又称孤独症,现被归类为一种由于神经系统失调导致的发育障碍,其病症包括不正常的社交能力、沟通能力、兴趣和行为模式。自闭症是一种广泛性发展障碍,以严重的、广泛的社会相互影响和沟通技能的损害以及刻板的行为、兴趣和活动为特征的精神疾病。该患儿因自小患自闭症,而致言语障碍,脾气烦躁,自言自语,心失所养,痰火内扰,治疗上应清心化痰、养心安神。方中柴胡疏肝解郁,使肝气条达。当归养血和血,白芍养血敛阴,柔肝缓急。茯苓、甘草健脾益气,栀子清泄肝热,淮小麦养心安神,牡丹皮清血中伏火。诸药合用,改善该患儿的症状,嘱家长仍需进行教育和行为、语言训练。

附:其他成人病证

(一)咳嗽

案

何某,女,50岁。

初诊(2013年3月18日)

咳嗽5日。5日前着凉后出现咳嗽,无发热,有痰,痰色白质稀。自服止咳化痰药未见疗效。纳少,二便尚调。查体:咽不红,两肺呼粗,心音有力,律齐,未及杂音,腹软无异常。舌淡,苔薄白腻,脉沉细。

[诊断]中医:咳嗽(风寒袭肺)。西医:急性支气管炎。

[治则]疏风散寒,宣肺止咳。

[方药]取麻黄附子细辛汤合小青龙汤加减。

苍术9g 杏仁9g 附块3g 柴胡9g 桔梗9g 嫩射干9g 百部9g 桑白皮9g 板蓝根15g 陈胆南星9g 辛夷9g 鱼腥草15g 莱菔子9g 白果6g 款冬花9g 炙麻黄9g 川桂枝9g 甘草9g 姜半夏9g 陈皮9g 玄参6g

7剂(分14日服用)。水煎服。

二诊(2013年4月8日)

经药后,咳嗽减轻,痰少,无发热,无吐泻。胃纳转佳,二便调。舌淡,苔薄白,脉沉细。

苍术9g 杏仁9g 柴胡9g 川桂枝9g 桔梗9g 嫩射干9g 百部9g 桑白皮9g 板蓝根15g 陈胆南星9g 辛夷9g 鱼腥草15g 莱菔子9g 白果6g 款冬花9g 炙麻黄9g 甘草9g 姜半夏9g 陈皮9g 玄参6g

7 剂(分 14 日服用)。水煎服。

连服 14 日后好转。

【按语】《素问·咳论篇》："五脏六腑皆令人咳,非独肺也。"咳嗽病变部位主要在肺,以肺气失宣为主。咳嗽亦常与脾相关,脾虚生痰,上贮于肺。脾为生痰之源,肺为贮痰之器。该患者因感受风寒,肺气失宣,浊气上升,故出现咳嗽咳痰,治疗以疏风散寒、宣肺止咳为主。麻黄、附子疏风散寒,嫩射干、百部、制胆南星、鱼腥草止咳化痰,玄参甘寒养阴清咽,莱菔子降气化痰。诸药合用,起到疏风散寒、宣肺止咳之意。

(二)感冒

案

某父,英国人,40 岁。

感冒咳嗽,有痰,夜咳甚,头痛、咽痛、鼻塞、无热,无喘。查体:神清,精神一般,咽稍红,双侧扁桃体轻度肿大,两肺呼吸音粗,未闻及明显干、湿啰音,心音有力,律齐,未及杂音,腹软无殊。

[诊断] 中医:感冒(外感风寒)。西医:急性上呼吸道感染。

[治则] 疏风散寒,扶正达邪。

[方药] 取荆防败毒散加减。

荆芥、防风各 10 g　杏仁 10 g　紫苏叶 10 g　姜半夏 10 g　陈皮 10 g　茯苓 10 g　生甘草 10 g　白芷 10 g　川芎 10 g　蔓荆子 10 g　辛夷 10 g　莱菔子 10 g

4 剂(分 8 日服用)。水煎服。

嘱患者多饮水。

【按语】《景岳全书·伤风》："伤风之病,本由外感……邪轻而浅者,止犯皮毛,即为伤风。"此患者为外感风寒,感冒初期,服用荆防败毒散即可,不必取辛凉重剂。荆芥、防风、紫苏叶解表散寒。白芷通窍,莱菔子化痰,诸药合用,共奏疏风散寒之效。

(三)喘证

案

李某,女,68 岁。

初诊(2013 年 8 月 5 日)

哮喘反复发作加重 2 日。患者 2 日来哮喘加重,平卧尤甚,胸膈满闷,咳嗽不甚,痰少色白咯吐不畅。平素体弱,有哮喘史,易感冒。查体:咽不红,呼吸急促,两肺可闻及中等量哮鸣音,心音有力,律齐,腹软无异常。舌淡苔白,脉细弦。

[**诊断**] 中医:喘证(风寒束肺)。西医:哮喘。

[**治则**] 疏风散寒,降逆平喘。

[**方药**] 取射干麻黄汤合干姜细辛附子汤化裁。

苍术9g　杏仁9g　桔梗9g　嫩射干9g　百部9g　桑白皮9g　板蓝根15g　陈胆南星9g　辛夷9g　鱼腥草15g　莱菔子9g　白果6g　干姜9g　五味子9g　熟附片9g

3剂(分6日服用)。水煎服。

二诊(2013年8月13日)

患者1周后复诊,病势减轻,时有气喘,动则加重,时有汗出,胸闷心慌,咳不甚,痰色黄,咯之欠畅。舌苔白腻,脉细数。查体:咽稍红,呼吸平,两肺未及明显干、湿啰音,心腹无异常。患者哮喘初期为风寒束肺之证,日久由寒转热,故今治疗在原方基础上加生石膏清肃肺热。处方:

苍术9g　杏仁9g　生石膏30g　柴胡9g　桔梗9g　嫩射干9g　百部9g　桑白皮9g　板蓝根15g　陈胆星9g　辛夷9g　鱼腥草15g　莱菔子9g　白果6g　款冬花9g　川桂枝9g　甘草9g　姜半夏9g　陈皮9g

3剂(分6日服用)。水煎服。

三诊(2013年8月20日)

患者1周后复诊,原本已经气平不喘,近2日来因劳累受凉,饮食鱼蟹后,咳喘又起,痰多难咯。查体:咽不红,呼吸尚平,两肺可闻及少量哮鸣音,中等量痰鸣音,心腹无异常。舌淡苔薄白边有齿痕,脉细。故今治疗仍以疏风散寒,降逆平喘为主,佐以紫苏叶、生姜、枳壳等宽中理气,解鱼蟹之毒。处方:

苍术9g　杏仁9g　柴胡9g　枳壳9g　桔梗9g　嫩射干9g　百部9g　桑白皮9g　板蓝根15g　陈胆南星9g　辛夷9g　鱼腥草15g　莱菔子9g　白果6g　款冬花9g　炙麻黄9g　川桂枝9g　甘草9g　姜半夏9g　陈皮9g　生姜3片　紫苏叶9g　熟附片6g

7剂。水煎服。

四诊(2013年8月27日)

患者1周后复诊,已经气平不喘,少痰咯之畅,汗多,胃纳一般,舌淡苔薄。故今治疗予扶正固表止汗,佐以紫苏梗、桂枝、椒目宽中理气、温阳利水逐饮。处方:

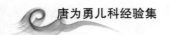

太子参10g 知母10g 黄柏10g 莱菔子9g 浮小麦15g 瘪桃干10g 糯稻根10g 当归10g 生地10g 嫩射干9g 百部9g 胆南星6g 鱼腥草10g 辛夷6g 黄芪9g 牡蛎9g 莱菔子9g 桂枝9g 椒目5g 紫苏梗9g

7剂(分14日服用)。水煎服。

连服14日后好转。

【按语】平素痰饮伏肺,遇外感而触发,痰升气阻,肺气郁闭。唐为勇认为该患者平素体弱,有哮喘史,故痰饮伏肺,遇外感而触发,痰升气阻,以致呼吸急促哮鸣有声。肺气郁闭,不得宣畅,则见胸膈满闷,咳反不甚,痰少色白咯吐不畅。故治法予疏风散寒,降逆平喘。方药予唐为勇的最常用代表方射干麻黄汤,并佐以干姜、附子、五味子等收敛肺气、温肺降逆蠲饮。哮喘之证极为顽固,经常反复发作、迁延难愈,故应重视防护,避免过敏原,防止过度劳累、受凉,饮食忌生冷、肥甘、海腥之物,以杜生痰之源。哮喘久病则正虚,应予扶正固本,审查阴阳脏腑,兼顾肺、脾、肾三脏。

(四)心悸

案

支某,女,54岁。

初诊(2012年12月26日)

心悸1年。心悸心慌1年余,心律失常,室性期前收缩168个/24小时。无咳不喘,无痰,无水肿,大便略干。查体:咽不红,心音有力,心脏听诊可及期前收缩3～4次/分,未及杂音。两肺呼吸音清,未及杂音。腹软无异常。舌质淡暗苔薄白。脉结代。

[诊断] 中医:心悸(气血不足)。西医:心律失常。

[治则] 补益心血,养心安神。

[方药] 取养心汤合炙甘草汤化裁。

太子参10g 麦冬10g 五味子10g 当归10g 丹参10g 桂枝9g 熟地20g 炙甘草20g 阿胶9g 火麻仁9g 黄酒20 ml

7剂(分14日服用)。水煎服。

二诊(2013年1月9日)

患者服药后,心悸略减轻,口干涩,大便正常。听诊可闻及期前收缩2～3

次/分,舌质淡暗苔薄白,脉结代。处方:

太子参 10 g 麦冬 10 g 五味子 10 g 当归 10 g 丹参 10 g 桂枝 9 g 熟地 20 g 炙甘草 20 g 阿胶 9 g 火麻仁 9 g 黄酒 20 ml 黄芪 15 g 丹参 20 g 莪术 9 g

7 剂(分 14 日服用)。水煎服。

三诊(2013 年 1 月 23 日)

患者服药后,心悸减轻,大便正常。听诊闻及期前收缩 2～3 次/分,舌质淡苔薄白,脉细。处方:

太子参 10 g 麦冬 10 g 五味子 10 g 当归 10 g 丹参 10 g 桂枝 9 g 熟地 20 g 甘草 20 g 阿胶 9 g 火麻仁 9 g 黄芪 15 g 酸枣仁 10 g 丹参 20 g 莪术 9 g 紫苏梗 9 g

7 剂(分 14 日服用)。水煎服。

四诊(2013 年 2 月 6 日)

患者服药后,心悸心慌明显减轻,二便调。听诊未闻及期前收缩,舌质淡苔薄白,脉细。处方:

太子参 10 g 麦冬 10 g 五味子 10 g 当归 10 g 丹参 10 g 桂枝 9 g 熟地 20 g 炙甘草 20 g 阿胶 9 g 黄芪 15 g 酸枣仁 10 g 丹参 20 g 莪术 9 g 紫苏梗 9 g 白芍 10 g

7 剂(分 14 日服用)。水煎服。

五诊(2013 年 3 月 23 日)

患者服药后,症情有所缓解,情绪波动时心悸加重。今日心舒神怡,但睡眠欠佳,胃纳好,二便尚调,舌质淡红苔薄,脉象平和。处方:

太子参 20 g 生黄芪 20 g 大麦冬 9 g 五味子 9 g 全当归 9 g 紫丹参 9 g 川桂枝 9 g 炙甘草 9 g 大生地 18 g 淮小麦 15 g 大红枣 5 枚 软柴胡 6 g 大白芍 9 g 云茯苓 9 g 炒白术 10 g

7 剂(分 14 日服用)。水煎服。

六诊(2012 年 4 月 6 日)

偶有心悸,夜寐尚可,情志舒畅,舌淡苔薄脉平。体检查:三酰甘油和胆固醇偏高。故今治疗继续益气养心之法,结合降脂化瘀之品。处方:

太子参 20 g 生黄芪 20 g 大麦冬 9 g 五味子 9 g 全当归 9 g 紫丹参 9 g 川桂枝 9 g 炙甘草 9 g 大生地 18 g 淮小麦 15 g 大红枣 5 枚 软柴胡

6g 大白芍9g 云茯苓9g 炒白术10g 杭白菊6g 紫苏叶9g 生山楂15g 生姜2片

7剂(分14日服用)。

七诊(2012年4月20日)

症情稳定,遇事偶有心慌,夜寐尚可,情志舒畅,舌淡苔薄脉平。患者心血不足则肝失条达,故治疗继续养心安神之法并兼顾疏肝降脂。处方:

太子参15g 大麦冬9g 五味子9g 全当归9g 紫丹参9g 川桂枝9g 炙甘草9g 大生地15g 火麻仁10g 淮小麦15g 大红枣5枚 生姜2片 阿胶1克(冲) 紫苏叶10g 炒决明子10g

7剂(分14日服用)。水煎服。

【按语】该患者正处于更年期,遇事思虑过度,劳伤心脾,不但耗伤心血,又影响脾胃生化之源,渐致气血两亏,不能上奉于心而致心悸。心失所养,不能藏神,故心慌失眠。故治拟益气养心、安神疏肝为主。方药予生脉散合炙甘草汤化裁。炙甘草汤是益气养血、滋阴复脉要方,生脉散有益气养阴补心之功,两者配合能使气血充盈,则心悸脉结代之症可解。女子以血为主,而肝藏血,心血不足则肝失条达,故治疗中需兼顾疏肝安神,加入柴胡、芍药疏肝理气。患者血脂偏高,故加入紫苏叶、决明子、生山楂、杭白菊等降脂之品。患者久病体虚,故恢复缓慢,平日须注意调畅情志,避免劳作,有良好的生活环境,则事半功倍了。

(五)胃脘痛

案1

魏某,男,45岁。

初诊(2013年10月16日)

胃脘部不适1个月。患者1个月来胃脘部不适,无食欲,四肢乏力,夜寐欠佳,无发热,无恶心呕吐,无咳涕,二便尚调。平素饮食肥甘,嗜烟酒,有脂肪肝史,血压稳定。查体:形体偏胖,面白微水肿,咽不红,心肺无异常,腹软无压痛,未及包块。舌苔浊腻焦黄,舌后根青白。脉弦滑。

[诊断] 中医:胃痛(湿阻中焦)。西医:功能性消化不良。

[治则] 益气和中,健脾化湿。

[方药] 取二陈汤合三仁汤化裁。

苍术9g 厚朴9g 广藿香9g 姜半夏9g 广陈皮9g 茯苓15g 生

甘草9g　生薏苡仁30g　苦杏仁9g　白豆蔻6g　桂枝9g　怀牛膝9g　紫苏叶9g　葛根15g　车前子15g　川黄连3g　煨木香3g

7剂。水煎服。

二诊(2013年10月23日)

患者服药1周后复诊，胃脘部不适减轻，食欲渐复，舌苔薄白稍腻。中焦湿邪渐去，治疗以前方去藿香，仍以和中健脾化湿理气为主。

苍术9g　厚朴6g　姜半夏9g　云茯苓15g　广陈皮9g　生甘草9g　白豆蔻6g　生薏苡仁30g　苦杏仁9g　桂枝9g　怀牛膝9g　车前子15g　紫苏梗9g　葛根15g　川黄连3g　煨木香3g

7剂。水煎服。

三诊(2013年10月30日)

患者诉胃脘部不适减轻，食欲正常，舌淡红苔薄白。故予前方14剂继服。治疗后好转。

【按语】《灵枢·邪气脏腑病形》指出："胃病者，腹䐜胀，胃脘当心而痛。"该患者因平素饮食肥甘，偏嗜烟酒，饮食失常，湿浊内生，阻遏中焦气机，使得脾胃气机运化不畅，以致胃脘胀满不适。胃中饮食积滞，传导受阻，故食欲不振，四肢乏力。故唐为勇认为治疗以和中健脾化湿为主，二陈汤为化中焦湿邪要方，结合三仁汤行气消滞，食积欲久易化热故加车前子、川连、紫苏子、葛根、木香等清热利湿、宽中理气。另外，平时饮食起居的规律性也是治疗的关键，故应注意调摄，勿过度食用肥甘厚味及生冷辛辣之品，以免湿邪卷土重来，病势缠绵难愈。

案2

蔡某，女，54岁。

初诊(2013年11月4日)

口苦乏味胃脘部不适1年余。患者1年来口中苦，乏味，胃脘部不适，食欲差，纳少便干。无恶心呕吐。查体：神情，咽不红，心肺无异常，腹软无压痛，未及包块。舌淡苔薄白边有齿痕，脉弦细。既往有高血压、甲状腺功能亢进症、浅表性胃炎病史。

[诊断] 中医：胃痛(脾虚气滞)。西医：慢性胃炎。

[治则] 健脾和中，化湿理气。

[方药] 取六君子汤合三仁汤化裁。

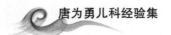

潞党参 15 g　炒白术 15 g　姜半夏 9 g　广陈皮 9 g　云茯苓 15 g　生甘草 9 g　白豆蔻 6 g　生薏苡仁 30 g　苦杏仁 9 g　紫苏梗 9 g　炒枳壳 9 g

7 剂。水煎服。

二诊(2013 年 11 月 11 日)

患者服药 1 周后复诊,口苦乏味减轻,胃脘部不适减轻,食欲渐复,舌苔薄白。中焦运化渐复。治疗继续以和中健脾化湿理气为主,佐以扶正抗邪。处方:

潞党参 15 g　炒白术 15 g　姜半夏 9 g　广陈皮 9 g　云茯苓 15 g　生甘草 9 g　白豆蔻 6 g　生薏苡仁 30 g　苦杏仁 9 g　紫苏梗 9 g　炒枳壳 9 g　炙黄芪 12 g　怀山药 15 g　炒扁豆 15 g

7 剂。水煎服。

三诊(2013 年 11 月 18 日)

患者诉口苦乏味减轻,胃脘部不适减轻,食欲正常,舌苔薄白。中焦运化渐复。

予前方 14 剂。治疗后痊愈。

【按语】该患者长期有浅表性胃炎病史,故脾胃虚弱,中焦气机运化无力,以致胃中饮食停滞,湿邪渐生,脘腹胀闷,口苦乏味,食欲不振。故治拟健脾和中、化湿理气。故唐为勇认为治疗以和中健脾化湿理气为主,六君子汤为益气健脾要方,结合三仁汤行气消滞,紫苏梗、枳壳宽中理气。患者湿邪渐去后及时扶正抗邪,用黄芪、山药、扁豆加强益气健脾之功效,并注意饮食调护,病乃瘥。

案 3

奚某,男,46 岁。

初诊(2013 年 5 月 20 日)

胃脘隐痛,绵绵不休,食后尤甚,喜温喜按,神疲纳呆,四肢倦怠,胸闷嗳气,喜长叹息,无吐逆,大便稍薄,胃纳差,夜寐尚可。查体:心肺无异常,腹软无压痛、反跳痛。未及包块。舌淡缘红,苔稍黄少津,脉小弦尚有力。患者年轻时饮食不节,或过饥过饱,复餐寒凉生冷,损伤脾胃,朝伤暮损,日积月深,虚寒客胃则痛。另常有忧思恼怒,损伤肝脾,肝失疏泄,横逆犯胃,脾失健运,胃气阻滞,均致胃失和降,而发胃痛。如《沈氏尊生书·胃痛》所说:"胃痛,邪干胃脘病也……唯肝气相乘为尤甚,以木性暴,且克正也。"

[诊断]中医:胃痛(脾胃虚寒)。西医:慢性胃炎。

[治则] 温中健脾兼以理气和胃。

[方药] 取香砂六君子汤、小建中汤、四逆散合逍遥散加减。

生黄芪 10g 太子参 10g 炒白术 10g 云茯苓 10g 姜半夏 10g 陈皮 10g 茯苓 10g 甘草 10g 广木香 3g 香附 10g 砂仁 3g(后下) 桂枝 10g 白芍 15g 紫苏梗 10g 延胡索 10g 柴胡 6g 当归 6g 枳壳 6g

7剂。另加生姜2片,红枣3枚共奏温中之效。水煎服。

嘱患者保持心情舒畅。

二诊(2013年5月27日)

患者经药后,胃痛减轻,胸闷稍减轻,胃纳转佳。舌淡边红,苔稍黄少津,脉小弦尚有力。处方:

生黄芪 10g 太子参 10g 炒白术 10g 云茯苓 10g 姜半夏 10g 陈皮 10g 茯苓 10g 甘草 10g 广木香 3g 香附 10g 砂仁 3g(后下) 桂枝 10g 白芍 15g 紫苏梗 10g 延胡索 10g 柴胡 6g 当归 6g 枳壳 6g 川楝子 10g

7剂。水煎服。

三诊(2013年6月3日)

患者胃脘部隐痛减轻,胸闷减轻,胃纳较前转佳。舌淡红,苔薄白,脉弦。处方:

生黄芪 10g 太子参 10g 炒白术 10g 云茯苓 10g 姜半夏 10g 陈皮 10g 茯苓 10g 甘草 10g 广木香 3g 香附 10g 砂仁 3g(后下) 桂枝 10g 白芍 15g 紫苏梗 10g 延胡索 10g 柴胡 6g 当归 6g 枳壳 6g 川楝子 10g

7剂。水煎服。

四诊(2013年6月10日)

服前方后,胃隐痛消失,大便正常,舌淡红,苔薄白,脉弦滑。

予原方14剂而愈。

【按语】该患者既往生活习惯不良,损伤脾胃,胃痛喜温喜按,食后尤甚。常有忧思恼怒,损伤肝脾,肝失疏泄,横逆犯胃,脾失健运,胃气阻滞,均致胃失和降。黄芪、太子参健脾益气,延胡索、川楝子、厚朴、紫苏梗、木香理气和胃止痛,柴胡升少阳清气,砂仁行气宽中。唐为勇认为胃病患者三分治、七分养,嘱患者保持心情舒畅,注意饮食卫生,忌辛辣刺激饮食,注意调摄。防患于未然。

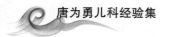

（六）腹胀

<u>案</u>

李某，女，64 岁。

初诊（2013 年 4 月 8 日）

腹胀 2 日。患者 2 日前饮食肥甘后腹胀，腹中如有气上冲，时有泛酸，食后加重，无呕吐，大便干结，2 日未解。舌质淡苔薄腻，脉小弦。

[**诊断**] 中医：腹胀（脾虚气滞）。西医：胃肠功能紊乱。

[**治则**] 益气健脾，和胃降逆。

[**方药**] 取香砂六君子汤合四磨汤化裁。

太子参 15 g　云茯苓 15 g　炒白术 15 g　生甘草 6 g　新会皮 9 g　姜半夏 9 g　广木香 6 g　砂仁 3 g　制香附 9 g　紫苏梗 9 g　丁香 3 g　柿蒂 3 g　枳壳 9 g　槟榔 9 g　乌药 9 g　沉香 1 g

7 剂（分 14 日服用）。水煎服。

二诊（2013 年 4 月 22 日）

患者服药后，腹胀减轻，无泛酸，大便正常，每日 1 次。

太子参 15 g　云茯苓 15 g　炒白术 15 g　生甘草 6 g　新会皮 9 g　姜半夏 9 g　广木香 6 g　砂仁 3 g　制香附 9 g　紫苏梗 9 g　丁香 3 g　柿蒂 3 g　枳壳 9 g　槟榔 9 g

7 剂（分 14 日服用）。水煎服。

【**按语**】该患者年逾六旬，中气不足，脾胃虚弱，饮食肥甘后，中焦气机运化无力，以致胃中饮食停滞，胃气上逆，胃失和降故见腹气上冲，腹胀泛酸，食欲减退，大便干结难解。故唐为勇认为治拟益气健脾，和胃降逆为主，方药予香砂六君子汤合四磨汤化裁。香砂六君子汤为益气健脾要方，结合四磨汤行气降逆，使上逆之气消散而正气不伤。并佐以香附、紫苏梗、枳壳、丁香等芳香之品加强宽中理气。二诊时，腹胀好转，去乌药、沉香，继服 14 日后好转。患者年老体弱，不可过于攻伐，妙哉此方邪去后正气仍存，只要注意饮食调护，病乃瘥。

（七）石淋

<u>案</u>

常某，男，34 岁。

初诊(2012 年 4 月 18 日)

血尿伴腰部疼痛 1 周。

1 周前无明显诱因下出现肉眼血尿,呈洗肉水样色,排尿时疼痛。腰部疼痛难忍。无发热。既往有肾结石病史,呈反复发作。尿常规:隐血(＋＋＋＋),蛋白(＋＋),白细胞(＋＋),红细胞(＋＋＋＋)。查体:双肾区叩痛(＋),双下肢无水肿,血压 120/80 mmHg,心率 78 次/分。两肺呼吸音清。舌红,苔薄黄,脉细数。

[**诊断**]中医:淋证(石淋)。西医:肾结石。

[**治则**]清热利湿,排石通淋。

[**方药**]取三金汤加减。

金钱草 15 g 海金沙 15 g(包) 生鸡内金 9 g 绵萆薢 6 g 知母 9 g 黄柏 9 g 地黄 15 g 牡丹皮 9 g 赤芍 9 g 泽泻 15 g 茯苓 15 g 丹参 15 g 仙鹤草 15 g 牛膝 9 g 车前子 15 g 生槐米 9 g 甘草 6 g

7 剂(分 14 日服用)。水煎服。

二诊(2012 年 5 月 2 日)

经药后,腰部疼痛减轻。尿常规示隐血(＋),蛋白(－),白细胞(＋＋),红细胞(＋＋)。查体:双肾区轻叩痛,双下肢无水肿,血压 125/82 mmHg,心率 74 次/分。两肺呼吸音清。舌红,苔薄黄,脉细数。

金钱草 15 海金沙 15 g(包) 生鸡内金 9 g 绵萆薢 6 g 知母 9 g 黄柏 9 g 地黄 15 g 牡丹皮 9 g 赤芍 9 g 泽泻 15 g 茯苓 15 g 丹参 15 g 仙鹤草 15 g 牛膝 9 g 车前子 15 g 生槐米 9 g 甘草 6 g 当归 9 g 白芍 15 g 冬葵子 9 g

7 剂(分 14 日服用)。水煎服。

三诊(2012 年 5 月 17 日)

经药后,腰部疼痛减轻。尿常规示隐血(＋),尿蛋白(－),白细胞(－),红细胞(－)。查体:双肾区无叩痛,双下肢无水肿,两肺呼吸音清。舌红,苔薄,脉细数。故现予益气养阴固摄之法。

知母 9 g 黄柏 9 g 地黄 15 g 牡丹皮 9 g 赤芍 9 g 泽泻 15 g 茯苓 15 g 丹参 15 g 仙鹤草 15 g 牛膝 9 g 车前子 15 g 甘草 6 g 当归 9 g 白芍 15 g 芡实 15 g 黄芪 15 g 山药 15 g

7 剂(分 14 日服用)。水煎服。

继服 14 剂后好转。

【按语】《诸病源候论·诸淋病候》:"诸淋者,由肾虚而膀胱热也。"石淋基本病理为湿热蕴结下焦,肾与膀胱气化不利,湿热久蕴,熬尿成石。治疗以清热利湿、排石通淋为主。金钱草、海金沙、鸡内金排石化石,赤芍、牛膝活血软坚,知母、黄柏、地黄、牡丹皮、泽泻、萹蓄清热利湿,生槐米、仙鹤草、丹参凉血止血,茯苓淡渗利水,甘草缓急止痛。诸药合用,起到治病求本,利湿通淋排石之意。

(八)痹证

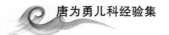

郝某,女,66 岁。

初诊(2013 年 4 月 1 日)

双膝疼痛逾 10 年,伴肢体活动不利,疼痛遇风寒加重,冬日尤甚,遇温则减,虽炎日亦需护膝。查体:双膝活动尚可,内外膝眼处压痛,无红肿,内外侧副韧带处无压痛。舌质红,舌面凹凸不平,苔薄白少津,脉细小弦。四诊合参,当属痹证之风、寒、湿邪合而为病。患者年老体虚,肝肾不足,肢体筋脉失养,外邪乘虚而入。如《济生方·痹》所云:"皆因体虚,腠理空疏,受风寒湿气而成痹也。"

[**诊断**]中医:痹证(风寒阻络)。西医:双膝骨关节炎。

[**治则**]祛风利湿,散寒通络兼以滋养肝肾。

[**方药**]取左归丸、六味地黄丸合独活寄生汤加减化裁。

熟地 15 g 山药 15 g 山茱萸 9 g 怀牛膝 9 g 菟丝子 9 g 当归 15 g 枸杞子 9 g 羌活 9 g 独活 9 g 续断 9 g 桑寄生 9 g 桃仁 9 g 红花 9 g 桂枝 9 g

7 剂。水煎服。

嘱红外线灯照射双膝关节,每次 5 分钟,每日 3 次。

二诊(2013 年 4 月 8 日)

患者诸证均较前稍有好转,痹证日久,耗伤气血,损及肝肾,当以前方增强滋补肝肾之力。方拟知柏地黄丸、大补阴丸、独活寄生汤合左归丸加减化裁。处方:

知母 9 g 黄柏 9 g 生地 10 g 熟地 10 g 山药 15 g 山茱萸 9 g 羌活 9 g 独活 9 g 续断 9 g 制狗脊 9 g 桃仁 9 g 红花 9 g 桂枝 9 g 赤芍 9 g 丹参 10 g 怀牛膝 18 g 枸杞子 9 g

7剂。水煎服。

【按语】《素问·痹论篇》:"所谓痹者,各以其时重感于风寒湿之气也。""风寒湿三气杂至,合而为痹。其风气胜者为行痹,寒气胜者为痛痹,湿气胜者为着痹也。"痹证日久,痰浊瘀血阻于经络,深入骨骱,耗伤气血,损及肝肾,虚实相兼。该患者以风寒阻络、气血痹阻而致双膝关节疼痛,故治疗以祛风利湿、散寒通络兼以滋养肝肾。羌活、独活祛风湿利关节,熟地、桑寄生、续断、菟丝子滋补肝肾,牛膝祛风活血通络,红花、桃仁活血化瘀,桂枝温通经脉。二诊时,患者感觉疼痛好转,故予原方加用丹参增强活血之功。效果明显。

(九) 不寐

案 1

王某,女,29岁。

初诊(2012年12月26日)

睡眠不调半年。产后出现白日嗜睡,夜晚不寐,梦一般,脾气暴躁,口干口苦,乙型病毒性肝炎小三阳,大便干结。查体:咽部不红,心音有力,律齐,未及杂音,两肺呼吸音清,未闻及啰音。舌质暗,苔薄白,脉弦。

[诊断]中医:不寐(阴虚火旺)。西医:失眠。

[治则]滋水涵木,疏肝解郁,佐以清心安神。

[方药]取丹栀逍遥散加味化裁。

柴胡10g　牡丹皮10g　栀子10g　炒白术10g　天麻10g　钩藤10g　云茯苓10g　生甘草10g　大白芍10g　黄连10g　紫苏10g　全当归10g　枳实9g

7剂(分14日服用)。水煎服。

医嘱:饮食清淡,忌辛辣、刺激之物,情绪尽量平和,勿大起大落。

二诊(2013年1月9日)

服药后患者睡眠改善,但易早醒,有时不酣,大便基本通畅,口干口苦。舌质暗,苔薄白,脉细弦。疏肝解郁,养心安神。处方:

柴胡10g　牡丹皮10g　郁金10g　炒白术10g　合欢皮9g　炙远志6g　云茯苓10g　生甘草10g　大白芍10g　黄连10g　紫苏子10g　当归10g　丹参12g　夏枯草10g　柏子仁10g　枳实9g　淮小麦30g　石菖蒲9g　夜交藤20g　大枣3~4枚

7 剂(分 14 日服用)。水煎服。

医嘱:建议休息,放松心情,调整心态。

三诊(2013 年 1 月 23 日)

服药后夜间睡眠可达 4～5 小时,仍觉口苦,思虑较重。苔薄腻,舌质淡暗,脉细。前方加泻肝、活血等药。

柴胡 10 g　牡丹皮 10 g　郁金 10 g　炒白术 10 g　合欢皮 9 g　炙远志 6 g　云茯苓 10 g　生甘草 10 g　大白芍 10 g　黄连 10 g　紫苏子 10 g　当归 10 g　丹参 12 g　夏枯草 10 g　柏子仁 10 g　枳实 9 g　淮小麦 30 g　石菖蒲 9 g　夜交藤 20 g　大枣 3～4 枚　龙胆草 12 g　莪术 12 g

7 剂(分 14 日服用)。水煎服。

四诊(2013 年 2 月 6 日)

睡眠时间达 6 小时,入睡好转,口微苦,多虑。舌淡苔薄,脉细。

柴胡 12 g　郁金 12 g　枳实 9 g　石菖蒲 9 g　远志 6 g　炙甘草 9 g　淮小麦 30 g　大枣 4～5 枚　丹参 20 g　竹茹 6 g　川黄连 5 g　知母 15 g　百合 15 g　酸枣仁 20 g　紫苏梗 12 g　龙胆草 12 g　莪术 12 g

7 剂(分 14 日服用)。水煎服。

治疗后好转。

【按语】该患者因产后气血耗伤,心脾两亏,阴阳失调,见失眠、夜寐困难。气血暗耗,不能荣养,见头晕,肝气失于疏泄,以致气机阻滞、气血运行不畅,见情绪低落,烦躁。初诊在疏肝、养心、安神药物之中,加入当归等活血逐瘀之品,力求气血运行通畅调达。二诊加用清心安神理气之品。三诊、四诊加用泻肝、活血等药。《内经》:"肝以散为补。"熟酸枣仁以补为主,栀子以泻为要,二药相合"一补一泻",可养血清心,黄连清心泻热除烦主降,夏枯草得至阳而长主升,二药一升一降交通心肾。治疗效果显著。

案 2

张某,女,37 岁。

初诊(2013 年 6 月 10 日)

不寐多时,甚则彻夜不眠,易醒多梦,急躁易怒,手足不温,偶有头痛头昏,目赤目糊,经期 26 日一行,4 日而止,量色可,育 1 子 1 女,口苦而干,不思饮食,曾发胆囊炎,便秘 2～3 日一行,成形稍干,舌红,苔少薄黄,脉细小弦。患者现居家照顾幼童，1年前久行夜间劳作，积劳成疾，阴血不足，阳盛阴衰，阴阳失交，阴虚不能纳阳，阳盛不得入于阴，而阴阳气血之来源，由水谷精微所化，受藏于肝，则肝体柔和，若肝郁化火，则神不安宅。

[诊断] 中医：不寐（肝胆湿热）。西医：失眠。

[治则] 疏肝利湿，兼以滋养肝血，泻热通腑。

[方药] 取龙胆泻肝汤、杞菊地黄丸、丹栀逍遥散、半夏白术天麻汤合三仁汤加减。

枸杞子10g　杭白菊10g　生地20g　山药10g　山茱萸10g　泽泻6g　牡丹皮6g　茯苓10g　生栀子10g　全当归10g　赤芍10g　柴胡10g　生白术10g　生甘草10g　薄荷叶6g（后下）　姜半夏6g　明天麻10g　火麻仁10g（打）　郁李仁10g（打）　柏子仁10g（打）　黄芩10g

7剂。水煎服。

二诊（2013年6月17日）

患者服药后，睡眠改善，仍易早醒，大便1～2日一行，成形。舌红，苔少薄黄，脉细小弦。

枸杞子10g　杭白菊10g　生地20g　山药10g　山茱萸10g　泽泻6g　牡丹皮6g　茯苓10g　生栀子10g　全当归10g　赤芍10g　柴胡10g　生白术10g　生甘草10g　薄荷叶6g（后下）　姜半夏6g　明天麻10g　火麻仁10g（打）　郁李仁10g（打）　柏子仁10g（打）　黄芩10g　酸枣仁10g

7剂。水煎服。

三诊（2013年6月24日）

服药后睡眠可达6小时，偶多梦，大便通畅，成形，每日一行。舌淡红，苔薄，脉细小弦。

枸杞子10g　杭白菊10g　生地20g　山药10g　山茱萸10g　泽泻6g　牡丹皮6g　茯苓10g　生栀子10g　全当归10g　赤芍10g　柴胡10g　生白术10g　生甘草10g　姜半夏6g　明天麻10g　火麻仁10g（打）　郁李仁10g（打）　柏子仁10g（打）　黄芩10g　酸枣仁10g

7剂。水煎服。

四诊（2013年7月1日）

服前方后，睡眠可达7小时，大便通畅，舌淡红，苔薄白，脉细弦。

予原方14剂后而愈。

【按语】该患者因阴血不足,阴阳失调,见失眠、夜寐困难。气血暗耗,不能荣养,见头晕,肝气失于疏泄,以致气机阻滞、气血运行不畅,见情绪低落,烦躁。朱丹溪提出:"肝阴肝血常不足,肝气肝阳常有余。"肝阳、肝气易郁,故患者出现情绪急躁的表现。肝阳、肝气易亢,阳亢则邪风妄动、内热滋生、消烁津液,故患者经常便秘。在疏肝、养心、安神药物之中,加入当归等活血逐瘀之品,力求气血运行通畅调达。《内经》:"肝以散为补。"酸枣仁以补为主,栀子以泻为要,二药相合"一补一泻",夏枯草得至阳而长主升,二药一升一降交通心肾,治疗效果显著。

（十）郁证

案1

叶某,女,63 岁。

初诊(2013 年 5 月 6 日)

3 个月前丧母后烦郁不舒至今,胸闷,偶有心慌、胃部隐痛,无咳,无呕泻,入睡困难,睡后易醒,小便调,夜尿 2～3 次,大便调,舌质红,苔薄黄,边有齿痕,舌中有沟,脉细,沉缓。患者哀事锁心,七情过极,久激机体,而致郁证。如《素问·举痛论篇》说:"思则心有所存,神有所归,正气留而不行,故结于内。"

[诊断] 中医:郁证(肝气郁滞)。西医:抑郁症。

[治则] 疏肝理气,养心安神兼益气养阴,交通心肾。

[方药] 取丹栀逍遥散、泻心汤合交泰丸、生脉散加减化裁。

牡丹皮 10 g　生栀子 10 g　全当归 10 g　大白芍 10 g　软柴胡 6 g　云茯苓 10 g　生白术 10 g　生甘草 10 g　薄荷叶 6 g(后下)　黄芩 10 g　淮小麦 30 g　川桂枝 6 g　川连 3 g　太子参 10 g　大麦冬 10 g　五味子 10 g　紫苏梗 10 g

7 剂。水煎服。

二诊(2013 年 5 月 13 日)

患者服药后,自觉胸闷好转,但睡眠质量仍欠佳,乏力感较明显,易汗出。舌质红,苔薄黄,边有齿痕,舌中有沟,脉细,沉缓。

牡丹皮 10 g　生栀子 10 g　全当归 10 g　大白芍 10 g　软柴胡 6 g　云茯苓 10 g　生白术 10 g　生甘草 10 g　酸枣仁 15 g　黄芩 10 g　淮小麦 30 g　川桂枝 6 g　川连 3 g　太子参 10 g　大麦冬 10 g　五味子 10 g　紫苏梗 10 g

7 剂。水煎服。

三诊(2013 年 5 月 20 日)

患者自觉胸闷症状好转,睡眠较前好转。舌淡苔薄,脉细。

原方加木香 9 克,服用 7 剂,水煎服。

四诊(2013 年 5 月 27 日)

患者胸闷消失,情绪稳定,胃纳好转,睡眠好转,尚觉乏力头晕。脉细苔薄腻。

炙甘草 9 g　淮小麦 30 g　大枣 5 g　石菖蒲 9 g　炙远志 6 g　紫苏梗 12 g　枸杞子 12 g　菊花 12 g　炒酸枣仁 20 g　夜交藤 12 g　麦冬 15 g　五味子 6 g　党参 15 g

7 剂。水煎服。

连服 7 剂后好转。

【按语】《张氏医通》:"郁证多缘于志虑不神,而气先受病。"七情郁证多因情志不畅所致。《金匮要略》曰:"妇人脏躁,喜悲伤欲哭,象如神所作,数欠伸,甘麦大枣汤主之。"即指此证。故用小麦养心气,甘草、大枣甘润缓急,栀子清肝,柴胡疏肝,酸枣仁、夜交藤安神助眠,紫苏梗理气。该患者复诊多次,多以甘麦大枣合丹栀逍遥散加减治之,效果显著。

案 2

章某,女,30 岁。

初诊(2013 年 4 月 8 日)

患者产后 14 个月,日间嗜睡,夜寐欠佳多梦,口苦咽干,纳呆便干,四肢乏力,易烦躁,易健忘,经期无规律,月经量时多时少,有时淋漓不尽。舌质红苔薄黄,脉细弦。

[诊断]中医:郁证(肝气郁结,肝火犯胃)。西医:产后忧郁症。

[治则]平肝息风,理气解郁。

[方药]取丹栀逍遥散化裁。

牡丹皮 9 g　生栀子 9 g　当归 10 g　赤芍 9 g　软柴胡 9 g　云茯苓 15 g　炒白术 10 g　生甘草 6 g　枸杞子 9 g　杭白菊 9 g　天麻 10 g　钩藤 10 g　紫苏梗 10 g　川黄连 3 g　桂枝 9 g

7 剂(分 14 日服用)。水煎服。

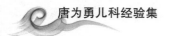
二诊(2013 年 4 月 22 日)

患者情绪抑郁不乐好转。舌质红苔薄黄,脉细弦。处方:

牡丹皮 9 g　生栀子 9 g　当归 10 g　赤芍 9 g　软柴胡 9 g　云茯苓 15 g
炒白术 10 g　生甘草 6 g　枸杞子 9 g　杭白菊 9 g　天麻 10 g　钩藤 10 g　紫
苏梗 10 g　川黄连 3 g　桂枝 9 g　合欢皮 15 g

7 剂(分 14 日服用)。水煎服。

三诊(2013 年 5 月 6 日)

患者情绪抑郁不乐较前好转。舌质红苔薄,脉细弦。处方:

牡丹皮 9 g　生栀子 9 g　当归 10 g　赤芍 9 g　软柴胡 9 g　云茯苓 15 g
炒白术 10 g　生甘草 6 g　枸杞子 9 g　杭白菊 9 g　天麻 10 g　钩藤 10 g　紫
苏梗 10 g　桂枝 9 g　合欢皮 15 g　百合 15 g

7 剂(分 14 日服用)。水煎服。

四诊(2013 年 5 月 20 日)

患者近日因琐事与丈夫发生矛盾,情绪抑郁。胃纳差,夜寐差。舌质红苔
薄,脉细弦。

炙甘草 9 g　淮小麦 30 g　大枣 3～4 枚　石菖蒲 9 g　炙远志 6 g　炒酸枣
仁 20 g　夜交藤 20 g　五味子 6 g　枳实 12 g　竹茹 6 g　知母 15 g　百合 15 g
柴胡 9 g　生栀子 9 g　龙胆草 9 g

7 剂(分 14 日服用)。水煎服。

五诊(2013 年 6 月 3 日)

患者服药后睡眠时好时差,精神懒散。舌质红苔薄腻。脉细。处方:

炙甘草 9 g　淮小麦 30 g　大枣 3～4 枚　石菖蒲 9 g　炙远志 6 g　炒酸枣
仁 20 g　夜交藤 20 g　五味子 6 g　枳实 12 g　竹茹 6 g　知母 15 g　百合 15 g
龙胆草 9 g　炙黄芪 20 g　党参 15 g

7 剂(分 14 日服用)。水煎服。

六诊(2013 年 6 月 17 日)

患者服药后睡眠不安,容易醒来,睡眠较浅,精神懒散。胃纳可。舌质红苔
薄。脉细。处方:

炙甘草 9 g　淮小麦 30 g　大枣 3～4 枚　石菖蒲 9 g　炙远志 6 g　炒酸枣
仁 20 g　夜交藤 20 g　五味子 6 g　枳实 12 g　竹茹 6 g　知母 15 g　百合 15 g
炙黄芪 20 g　党参 15 g　枸杞子 15 g　丹参 20 g

7剂(分14日服用)。水煎服。

七诊(2013年7月1日)

患者诉睡眠好转,已无早醒,胃纳佳。舌质淡红,苔薄,脉细。处方:

炙甘草9g　淮小麦30g　大枣3～4枚　石菖蒲9g　炙远志6g　炒酸枣仁20g　夜交藤20g　五味子6g　枳实12g　竹茹6g　知母15g　百合15g　炙黄芪20g　党参15g　枸杞子15g　丹参20g　麦冬15g　当归15g

7剂(分14日服用)。水煎服。

治疗后好转。

【按语】《张氏医通》:"郁证多缘于志虑不伸,而气先受病。"该患者产后情志不畅,肝失条达,肝郁气滞,故情绪不宁,嗜睡多梦,烦躁健忘。厥阴肝经循少腹夹胃,因肝气郁结,气滞血瘀,故见女子月事失调。气郁化火,肝火犯胃,胃肠有热故见口苦咽干,纳呆便干。故唐为勇以为治疗当以平肝息风,理气解郁为主。方药以丹栀逍遥散化裁,柴胡疏肝解郁,使肝气得以条达;当归养血和血;白芍养血敛阴,柔肝缓急;白术、茯苓、甘草健脾益气,佐以天麻、钩藤平肝息风;黄连、紫苏梗清胃热宽中理气。三诊时,因琐事与丈夫闹矛盾,故此时与疏肝理气、养心安神为主。取甘麦大枣汤。反复就诊多次,原方多次加减,症情平稳。郁证久病多由实证转虚,若配合精神疗法使患者"移情易性",更可收事半功倍之效。

(十一) 耳鸣

案

吴某,女,52岁。

初诊(2012年5月23日)

耳鸣1月余。1个月前无明显诱因下出现耳鸣,呈蝉鸣状,音调单一,听力正常。胃纳可,夜寐差,偶有腰酸,月经紊乱。查体:外耳无异常,听力正常。两肺呼吸音稍粗,咽不红,扁桃体不大。舌淡白,苔薄,脉沉细。

[诊断] 中医:耳鸣(肝肾亏虚)。西医:耳鸣。

[治则] 滋养肝肾。

[方药] 取杞菊地黄丸加减。

枸杞子15g　菊花9g　熟地12g　酸枣仁9g　山茱萸12g　牡丹皮12g　山药15g　泽泻15g　茯苓15g　柴胡9g　枸杞子12g

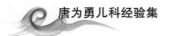
7剂（分14日服用）。水煎服。

二诊（2012年6月6日）

耳鸣仍有，呈蝉鸣状，音调单一。胃纳可，夜寐转佳。舌淡白，苔薄，脉沉细。故继续以前法治疗。

枸杞子15g　菊花9g　熟地12g　酸枣仁9g　山茱萸12g　牡丹皮12g　山药15g　泽泻15g　茯苓15g　白芍30g　柴胡9g　枸杞子12g　当归12g　川芎9g

7剂（分14日服用）。水煎服。

三诊（2012年6月20日）

耳鸣有所好转，程度较轻，近日因家中琐事鼓自觉头晕，胸闷。舌淡白，苔薄，脉沉细。

枸杞子15g　菊花9g　熟地12g　酸枣仁9g　山茱萸12g　牡丹皮12g　山药15g　泽泻15g　茯苓15g　白芍30g　柴胡9g　枸杞子12g　当归12g　川芎9g　百合15g　钩藤12g　郁金12g

7剂（分14日服用）。水煎服。

四诊（2012年7月4日）

耳鸣好转，程度转轻，头晕胸闷好转。二便调，舌淡白，苔薄，脉沉细。

枸杞子15g　菊花9g　熟地12g　酸枣仁9g　山茱萸12g　牡丹皮12g　山药15g　泽泻15g　茯苓15g　白芍30g　柴胡9g　枸杞子12g　当归12g　川芎9g　百合15g　钩藤12g　郁金12g

7剂（分14日服用）。水煎服。

连服14剂后好转。

【按语】《素问·口问》说："邪之所在，皆为不足。故上气不足，脑为之不满，耳为之苦鸣，头为之苦倾，目为之眩。"肾开窍于耳，肝肾同源，故本病病因多因肝肾亏虚，阴阳气血亏虚，耳窍失养所致。故治疗上，以滋养肝肾为主，枸杞子补肾益精；菊花善清利头目，熟地滋阴补肾，山茱萸、山药补养肝肾，茯苓淡渗脾湿，泽泻、牡丹皮利湿而泄肾浊。诸药合用，共奏滋肾养肝之功。

附　篇

附一：三幼集(一)

三幼者：爱幼、幼儿、幼文也，顾名小集。幸续。

医途五十丝未尽，

躯疾志坚泪未干。

岐黄膝下梦萦怀，

愿将忠骨埋杏林。

固表方、肺喘方解析
——唐为勇方证论治举隅

反复呼吸道感染、肺炎、哮喘等疾，或久咳不愈、上感发热，是儿科常见病、多发病，占就诊率的 80％以上。

根据辨证论治的原则，方证论治的规律，唐为勇通过数十年临床实践，不断总结，去粗取精，日臻完善，拟定了固表方、肺喘方，经长期临床实践，证实有一定疗效，现解析于下。

（一）固表方

[组成] 黄芪，太子参，白术，防风，制半夏，陈皮，茯苓，甘草，桂枝，白芍，五味子，黄芩，麻黄根，煅牡蛎，生姜，红枣。

[随证加减] 阴虚火旺加知母、黄柏、生地；躁动不宁加天麻、钩藤；尿频遗尿加山药、益智仁、山茱萸。

[功效] 益气固表,健脾利湿,调和营卫,养心敛汗。

该方益气扶正,预防反复呼吸道感染,为唐为勇治未病首选方剂。

[方解] 根据小儿肺娇嫩,脾常不足,肾常虚,心为火为热、肝常有余的特点,皮毛、腠理疏薄,表卫不固,风寒之邪则乘虚而入而发病。脾为生痰之源,虚则不能生津运化,反而内生积滞湿浊而嗽。心火盛、肝木亢,易动、易汗、易劳,非调和营卫不解。肾气虚,气无根固摄无能,非益肾不能固元,敛耗散之气,根据方剂辨证、方证论治的原则、规律,本方由四君子汤、六君子汤、二陈汤、苓桂术甘汤、桂枝汤、黄芪桂枝汤、牡蛎散组成。佐五味子(都气丸君药)酸敛,合太子参生脉养心,以黄芩引入肺经。

本方外固肌腠汗孔,避虚邪贼风。内生津液养心扶正,正气存内,邪不可干。上工治未病,不治已病。治未乱,不治已乱。防护结合,防患于未然。不病。

(二)肺喘方

[组成] 麻黄,桂枝,杏仁,甘草,半夏,细辛,椒目,黄芩,葶苈子,浙贝母,知母,牵牛子,槟榔,紫苏子,桃仁,生姜,大枣。

[随证加减] 舌红热证,加生石膏;舌淡寒证,加黑附块。

[方解] 肺喘方有寒证热证之分。

(1)寒证:加用附块一味,大温大热,本方则由麻黄附子细辛汤、小青龙汤、麻黄汤、桂麻各半汤、三拗汤、葶苈大枣泻肺汤、己椒苈黄丸、一捻金组成。

(2)热证:加用辛甘、大寒之石膏一味,则含大青龙汤,为群龙之首,上开肺闭气壅;伍一捻金,下泻大肠积热腑实。腑气实,则肺金塞,腑气通,一通百通,肺与大肠相表里矣。

此二方为方剂辨证、方证论治之范例,在抗生素、激素铺天盖地之今,合理使用是人类的救星,滥用则成人类的大敌。因此,中医中药被历史性地推上了儿童医疗保健的舞台。

儿童肺系重疾,如肺炎、哮喘严重危害儿童健康。非大将不能敌大敌,非重剂不能治顽疾,经验论治,散兵游勇,丸缓之剂,已难治重危之疾。在辨证论治的前提下,倡导同类经方之组合使用,升华为方剂辨证、方证论治、异病同治,实为传承中医之又一创举。

论儿科五脏辨证

——重读《小儿药证直诀》有感

儿科五脏辨证：心主火、主热；肝常有余，主风、主惊；脾常不足，主困；肺娇嫩，主喘；肾常虚，主虚寒。出自《小儿药证直诀》。800 余年来，在儿科诊疗中，对辨别疾病属性及治疗法则起到重要导向作用，今重温仍具现实意义。

五脏辨证是我国古代儿科极为重视的临床辨证指南，近年来被淡化了，亟待重温。

五脏辨证，首见于儿科鼻祖钱乙的《小儿药证直诀》一书中。

钱乙（1037—1119），字仲阳，祖籍钱塘（今属浙江杭州）人，幼年随姑父吕氏学医，精读经典，博览群书，从医 40 余年，名闻朝野。晚年在其弟子阎孝忠悉心努力下，纂辑钱乙一生儿科心得方论。于 1119 年成书《小儿药证直诀》，成为我国现存最早的儿科专著。

书中"五脏所主""五脏病"等有关五脏辨证条目及其内涵，经后世整理、充实，形成了五脏辨证的精华。既反映了钱乙的主要学术思想，又启示后世，成为儿科临诊之指南。

《小儿药证直诀》五脏辨证之内涵及其特点，可概括为"二有余，三不足"。

（一）心火盛，心主热

原文摘要：心主惊，实则叫哭发热，饮水而摘，虚则卧而惊动不安。心热，导赤散主之。心实，泻心汤主之。

启示：

（1）小儿为纯阳之体，易热易惊，多动多哭，皆为心火盛之表现。心为五脏之首，属火，火盛发惊。故凡小儿火、热、惊、动、夜啼等证，皆以泻心火论治。导赤散、泻心汤化裁。

（2）小儿动辄汗出，眠初尤甚。汗为心之液，此乃心火盛、阴虚内热之象，当予滋阴降火，当归六黄汤治之。

（3）心火盛，主发热，易伤津，易劫液。小儿乃水液之躯，无论已病、未病，皆当首顾阴液，阴平则阳秘。今之液体疗法，与千年前"多饮水"之祖训同出一源。

水,生命之源,循行于脉,充盈于肌肤。有水,气血营卫得以运行。无水则津枯液竭,气滞血瘀。故诊疗中不能过于发汗,微微湿手即可。更不可竭源利水,当嘱多饮水,有水,营卫得以调和,气血流畅,生命不息。

(4) 舌为心之苗,心主火、主热,别寒热,当以察舌为鉴,"赤者,心热,淡红者,心虚热"。意即红为热证,淡为寒证,既现实又客观。

(二)肝常有余

原文摘要:肝主风,实则目直,大叫,呵欠,项急,顿闷;虚则咬牙、多欠气。

目属肝,肝风入于目,上下左右如风吹。

热则发搐……热盛则风生,凡属肝,此阳盛阴虚也。

目直视不搐,得心热则搐。

[启示]

(1) 肝主风,主动,主惊,主搐。顿闷,咬牙、呵欠等诸证候,皆可在现今之神经系、精神系、心理系疾病中出现,因此,凡惊厥、多动症、抽动症、癫痫、眩晕、自闭症等,当从肝论治,疏肝理气、平肝息风、清心泻肝皆为治肝之法。《小儿药证直诀》所载大青膏、凉惊丸、泻青丸内所含天麻、钩藤、白附子、蝎尾、乌梢蛇肉、朱砂、天竺黄、麝香、南星、龙脑、羌活、防风、川芎等平肝息风、化痰镇惊之品仍为现今治肝风之主剂。

(2) 五脏辨证之肝主风、心主热,阐明了外感六淫、化火化热、逆传心包、内陷厥阴之机制。

热邪入侵,心肝俱热,火盛生痰,痰盛发惊,惊盛生风,惊风作矣。从而奠定了清热、豁痰、平肝息风、重镇潜阳之基本治则。

(3) 心肝一体,均属有余,刚火之脏,治心必治肝,治肝必连心,虚者补其母,实者泻其子,肝木生心火,心为肝之子。肝火盛时,当泻心火,心平则肝气疏。

龙胆泻肝汤,可谓泻肝火、清心火之范例,名曰泻肝,仅以龙胆草一味当之。而遣泻心汤、导赤散双清心火,实者泻其子,心清则肝平。

(三)脾常不足

原文摘要:脾主困,实则困睡,身热饮水;虚者吐泻,生风,不思饮食。

[启示]

脾为后天之本,生化之源,输布水谷精微,上达于肺,下输膀胱。喜燥恶湿,湿盛则困。运化失司,聚湿生痰;升降失司,则吐泻;失于输布,肌腠失养。

小儿重后天,促生发,化痰浊,密肌腠,防慢风,此乃治本之道,亦为治未病之理。

凡小儿生长发育迟缓,反复呼吸道感染,营养不良,厌食吐泻,湿盛困倦,首当健脾,白术散主之。白术散乃钱氏首创,为健脾之妙剂。四君居中,益气扶正,号令三军,各显其能;以藿香上连,可成藿香正气散,芳香化湿,理气和中;以葛根下达成葛根芩连汤,清热止泻;以木香中系成香砂六君汤,健脾和胃,理气畅中。千年白术散,活命无数,流芳百世。白术散,不愧为《小儿药证直诀》之第一良方。

(四)肺娇嫩

原文摘要:肺主喘,实则闷乱喘促,虚则喘气,长出气,胸闷短气,气急喘嗽上气……肺不伤寒,则不胸满。

夫嗽者,肺感微寒……病嗽者,其病必实……法当葶苈丸下之……伤风嗽者,当以麻黄汤汗之……夫肺盛者……以泻白散泻之。

[启示]

"肺不伤寒,则不胸满",道出了寒为喘嗽之因,寒令气滞血凝,正不御邪,风邪乘虚而入,肺气失宣,化津为痰,痰阻气道,气机不畅,喘咳发作。

嗽疾寒中起,虚邪贼风避之有时,呵护入微,正气内存,喘咳远离。可见,护理乃儿科第一要素,自古重之。

喘嗽,风寒束于表分,湿痰内蕴中焦,上宣在于解表,泻白意在胸满,肺与大肠相表里,下导釜底抽薪,意在保金。当以麻、桂为先,葶、桑居中,一捻金压后。宣、泻、导三关齐下。效在表邪、痰壅、腑实。

一捻金,人参、牵牛子、槟榔、大黄,妙在扶正达邪,补泻并用,此乃儿科诊疗之一大要领。

(五)肾常虚

原文摘要:肾主虚,无实也。

肾病,无精光、畏明、体骨重。

儿本虚怯,由胎气不成,则神不足。

[启示]

(1)肾乃先天之本,受胎气孕育,禀承父母之精气而成。肾主精,精主神,肾气不足,畏明身重。凡先天不足,生长发育迟缓,症见五迟、五软,精神怯弱,身重乏力者当以补肾为先,地黄丸主之。

(2)凡重症,诸脏皆虚,当首顾肾气,肾主纳气,肾主命门,肾气衰,五脏皆衰。温振肾阳,回阳救逆,则成回天之术。

(3)肾气之生成,有严格之规律,先慢后快,男子二八,女子二七,肾气成,天癸至。切不可拔苗助长,有违规律。

(六)结语

儿科五脏辨证,不等于脏腑辨证,两者间有相通之处,但其内涵有所不同,脏腑辨证属总纲,鉴于儿科疾病辨证之特点,所以另立五脏辨证。

小儿不是成人之缩影,脏腑成而未全,形气未充,正处生长发育之中,有动态、生发、变化之特征,属纯阳之体。同时也有娇嫩、柔弱、易病的一面,属稚阴稚阳。

儿科疾病,分属五脏所主,五脏所病,辨证论治,亦应相对五脏之特点,审证求因。

儿科五脏辨证,不是唯一辨证,不排除与其他辨证相应配合,如八纲、脏腑、气血、津液、三焦、六经、卫气营血等辨证。强化儿科五脏辨证,更显其对儿科疾病诊疗之导向作用。

《小儿药证直诀》"五脏辨证"中的某些条目,以五脏配五行,依五行生克、乘侮解释五脏之间之生理病理联系及疾病预后有牵强之处。不完全符合临床实际,此乃瑕疵之处,故在整理研究中医学遗产中,师古而不泥古。传承中,取其精华,去其糟粕,亦为吾辈之职责。

附二：三幼集(二)

杏　仁

方剂辨证送金秋，

杏子三枚挂枝头，

芬芳已散结成果，

留取种子存入土。

方剂辨证演绎
——论相应方剂组合施治

方剂辨证，又称方证辨治。萌芽于春秋战国时期，成形于东汉张仲景《伤寒杂病论》，至唐代孙思邈，"以方类证"思维的阐发，是方剂辨证走向临床实践的里程碑。现代首见于海上名医、上海中医药杂志社主编朱邦贤先生的大作《方剂辨证与方证规范化之我见》一文。初读即深受启发，成为后来临床之指南，受益终身，时过境迁，"退思"后，重温大作，倍感亲切，行 50 年之医途，深悟方剂辨证乃传承中医、指导临床实践之明灯。

（一）方剂

古代方剂，是中医辨证论治的核心。随着中医医疗理论体系的发展，各家学说及流派的形成，历史上出现了诸多名家名著名方，经过历史的过滤沉淀，形成了名垂青史的方剂，是历代名家学术思想及临床经验的结晶。方剂配伍严谨，君、臣、佐、使相辅相成，经后世医家长期实践检验，行之有效，传承至今，成为中医临床之瑰宝，古方今用，薪火相传，乃传承中医之主流。传承不能离源，但发展也不能泥古，方剂辨证的演绎，正体现了尊古又不泥古的学术思想。

（二）方剂辨证定义

每张方子都具有特定的主治功效、方药机制,应用于特定的病证。

每种病证都有复杂的病因、病机,有兼证、夹杂证的不同,脏腑、气血、津液、经络之间的相互关系,阴阳表里、虚实寒热之演变,非一张方子能疗。复杂之病,应当使用相应的方剂组合施治,各取所长,相互配合,相辅相成,组方作用于病证。这种组合必须是有理有据的相互衔接,以辨证施治为主线,将各主方串联为一体,根据不同病证选择相应方剂组合治疗的一种方法,即为方剂辨证。

方剂辨证相应组方间,常应存在着共有药物作为连接键,避免组方支离破碎,形成不能分离的统一整体。

（三）相应方剂组合施治范例

症见脾气虚,易感,伏痰。取方,四君益气,二陈化痰,合方为六君,健脾化痰,加桂枝,成苓桂术甘汤,健脾利湿。若加芍药、姜、枣,则含桂枝汤,加黄芪、防风,则含玉屏风、黄芪桂枝汤,强化益气固表和营之功。本组合常用于反复呼吸道感染的预防(附图 1)。

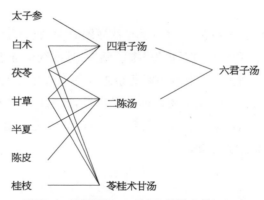

附图 1　四君子汤、二陈汤、苓桂术甘汤组合

发热,喘咳,痰黄不畅,久病复发,取麻黄汤解表,大青龙汤佐二陈,苓桂术甘清化痰饮,可加芍药、姜、枣助和营之力,亦可加紫苏叶,强发汗解表之功。本组方用于治疗咳喘之疾(附图 2)。

感寒、伤食、发热、腹泻、下痢,七味白术散合葛根芩连汤,健脾助运,佐清热利湿,解毒治痢。方中尚可加藿香、紫苏、厚朴,成藿香正气散意,解暑宽中利湿。

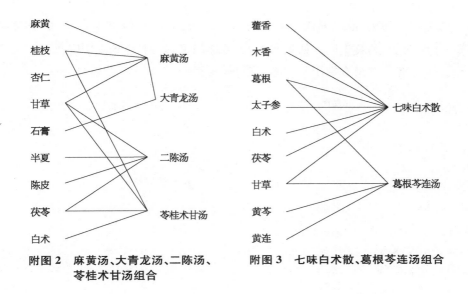

附图2　麻黄汤、大青龙汤、二陈汤、
苓桂术甘汤组合

附图3　七味白术散、葛根芩连汤组合

此主方可效于秋季腹泻、肠炎或消化不良等疾(附图3)。

黄疸,巩膜皮肤黄染,大便色淡黄,小便色黄,胆红素增高,氨基转移酶增高,拟诊"婴儿肝炎综合征",有胆管不完全闭锁之虞。取茵陈蒿汤,清热利胆,佐五苓利湿,龙胆泻肝汤(去龙胆)泻肝、利胆。本组方适用于新生儿肝炎综合征,或阻塞性黄疸(附图4)。

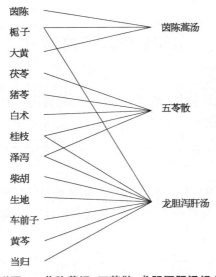

附图4　茵陈蒿汤、五苓散、龙胆泻肝汤组合

高热后,伤正,低热起伏,正气虚怯,无达余邪之力,取补中益气汤,甘温除热。小柴胡汤,和解少阳。如见阴虚,尚可加知母、黄柏、生地滋阴降火。三关齐下,扶正达邪。本组方常用于感染后低热(附图5)。

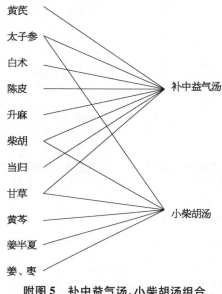

黄芪
太子参
白术
陈皮
升麻
柴胡
当归
甘草
黄芩
姜半夏
姜、枣

补中益气汤
小柴胡汤

附图5　补中益气汤、小柴胡汤组合

清代吴谦《医宗金鉴》有"医不执方,亦是医必有方",方剂辨证即有方也。

二陈汤在儿科之妙用

儿科,多反复呼吸道感染、咳、喘之疾。究其病因,当责之于正气虚弱、疏于护理,实痰贮肺、宣肃失司。前者当益气固表,精心护理,虚邪贼风,避之有时。后者,实痰乃儿科嗽疾之源,痰浊阻塞,气道不畅,喘咳作矣。当以宣肺化痰为治。

宣肺化痰、止咳平喘,系治标之大法。健脾利湿,以竭痰源,乃治本之道。二陈汤有治实痰标之功,又具联合类方治虚痰本之能。长期在儿科临床证治中大显神通。

二陈汤出自宋代太医局《太平惠民和剂局方》,其组成为:制半夏、橘红、白茯苓、甘草,另加生姜一片,乌梅一枚。

功用：燥湿化痰，理气和中。

历经 800 余年，传承至今，仍熠熠生辉。清代吴谦在《医宗金鉴·删补名医方论》中对二陈汤作出了微妙而中肯的评述："二陈为治痰之妙剂，其于上下、左右无所不宜，然只能治实痰之标，不能治虚痰之本。"

二陈汤在儿科之妙用是方剂辨证演绎的又一类型。以母方为核心，随着病证的变化，作特定的化裁，形成新生方剂，更适应于变化后的病证。源于母方，优于母方。示例如下。

（1）加入参、术成六君子汤，健脾化痰。脾为生痰之源，六君则弥二陈不治虚痰之本之缺，成全其美，虚、实、标、本皆治。添木香、砂仁，成香砂六君，为健脾和胃之良方。再经化裁，加藿香、木香、葛根，成七味白术散，为儿科鼻祖，钱乙治小儿脾虚泄泻之祖方。

（2）冠以麻、桂、杏，发汗解表，宣肺平喘。在二陈化逐湿痰、通畅气道态势下，宣肺之功方显。寒者，辅以附块，热者重用石膏，显大、小青龙之势。

解表、化痰组合，相辅相成，乃儿科喘嗽之疾证治之大法。以此为母方，随证组方，可演绎出诸多有效良方。

（3）婴幼儿，久嗽不愈，痰声辘辘，呼呼有声，全肺闻及粗湿啰音。触摸患儿胸背，亦颤颤有感。抗生素、激素难效，经久不愈，多演变为肺炎。中医谓之风痰痰嗽，二陈冠以麻黄、杏仁、厚朴，辅以陈胆南星、竹节、白附子多有效。

（4）大叶性肺炎，久治不愈，有酿肺痈之势，二陈合透脓散（《外科正宗》），生黄芪、当归、穿山甲、皂角刺、川芎，重用开金锁，托里排脓，扶正达邪，脓随痰出。开拓了外科疡方治儿科肺痈之径，智举也。

医，道也。孤道排外，难疗凶顽之疾，借他人之长，攻己所不为。睿智也。

（5）反复呼吸道感染，扶正固表、健脾化痰、调和营卫乃三大治疗原则。集玉屏风、六君子、人参桂枝汤、苓桂术甘汤，辨证组合，为上工治未病之良方。经临床验证，有效可信。

方药组成：生黄芪、太子参、生白术、防风、姜半夏、陈皮、茯苓、甘草、乌梅、桂枝、白芍、红枣、生姜。

玉屏扶正固表，六君健脾化痰，桂枝汤调和营卫，苓桂术甘健脾治饮。关于人参桂枝汤，清代吴谦于《医宗金鉴》中早有评述："桂枝得人参，大气周流，气血足而百骸理；人参得桂枝，通行内外，补营阴而益卫阳。"

方剂辨证，乃当代中医提高疗效的一大亮点，疗效是中医生存之命门，总结

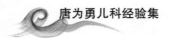

古方在临床应用中的经验,是传承中医、提高疗效的又一举措。

柴、桂、葛贵在"三解"

辨证论治是中医的基本原则,方剂辨证是辨证论治的一种推理方法。根据辨证论治的原则,推演出变化着的病证与相关方剂更恰当、更具针对性、更适应、更完善地结合的一种思维方法,目的在于提高疗效。这是当前中医学术界的一大课题。

天人合一,是中医的核心,适者生存,逆者必病。时代在变化,大自然、环境也在变化,千百年来形成的生活方式在骤变,疾病也在变化,今之疾病,非一方一药能奏效。作为中医医工,应该思考这一问题,中医能否有所作为。

"医不执方,亦是医必有方",提高疗效,亦是中医生存之道。古方新用,方剂辨证应运而生,中医能够有所作为。

方剂,是中医药医疗理论体系组成部分之一,是历代医家临床经验的结晶,也代表了历代名家流派的学术观点。千百年来,经过历史的过滤、沉淀,后世医家的复制验证,方剂的有效性,被历史所公认,才形成了名垂青史、流芳百世的方剂。方剂配伍科学严谨,每张方子都具有特定的功效、适应证,并具有特殊的、科学的炮制方法,沿用至今。

但是,每张方剂的产生,都有一定的时代背景,代表了各家学术不同的流派特点。因此,每张方剂都或多或少带有一定的时代性、倾向性、个性,甚至片面性和局限性。

而现代病,有复杂的病因、诱因,也带有特有的时代特点,证候变化复杂。如正邪的盛衰、脏腑、气血、津液间的相互作用影响,病势的传变,变化多端,非一张古方能愈。

因此,对复杂之病证,取多方之所长,扬长补短,相互配合,共同作用于复杂的病证。这正是方剂辨证之目的所在,这亦是医必有方也。

今以《柴、桂、葛贵在"三解"》一文三析方剂辨证之疑,以例明意,冀同仁举一反三、触类旁通。

临床常见小儿发热持续,或往来起伏,无汗或有汗不解,神烦不安,欲持抱。苔薄白,质淡红,心率(脉)数,虽进疏解之剂,热势不减。此证属外感风寒,束于肌表，卫外不固，营不内守，为伤寒太阳表虚证，当拟发汗解表，调和营卫，桂枝汤主之。此为一解——解表重在发汗，"体若燔炭，汗出而散"，适用于太阳表证。

然桂枝汤发汗之力势单力薄，需借饮热粥以助之。和营之力亦弱，非人参相助不可。清代吴谦在《医宗金鉴》早有高见："桂枝得人参，大气周流，气血足而百骸理；人参得桂枝，通行内外，补营阴而益卫阳。"桂枝汤配人参理所当然。

寒热往来，证属少阳，邪在半表半里，小柴胡汤主证，当拟和解——二解也。

清代程国彭《医学心悟》说得明："邪在表者可汗，在里者可下，其在半表半里者，唯有和之一法焉。"少阳胆经为清净之府，无出入之路，唯有和解一法，小柴胡汤是也，本方寒热并用，升降协调，有疏利三焦、调达上下、宣通内外、和畅气机的作用，故称为和剂。

而小柴胡汤与人参桂枝汤组合，人参成为二方共联之键，一举两得。

小儿外感发热，风寒束于肌腠，筋脉闭遏不畅，必有肌酸骨楚，畏寒，项强。虽不能言表，唯察躁动不安，蜷缩欲抱，此皆无言之痛，为太阳、少阳表证未解，有入阳明经热之象，当拟解肌清热，非柴葛解肌不可，已有柴桂，添以葛根，开腠理，散郁火，解肌发表，此三解也——解肌。

葛根为阳明胃经之品，外解阳明经热，内清阳明腑热，且具生津止渴之效，亦治脾虚泄泻，具升举清阳之功。解肌者当首推葛根。

解表，重在发汗；和解，重在扶正达邪，解肌；重在发汗清热，通筋活络。解表、和解、解肌，步步相连，环环紧扣，既治已病，又治未病，此乃上工之策也。

柴、桂、葛组方如下。

柴胡　黄芩　半夏　人参　桂枝　芍药　葛根　甘草　生姜　大枣

大方十味，三方相和，解表、和解、解肌，三解表热。临诊大同，随证加减，小异亦善。柴、桂、葛贵在"三解"也。

附三：三幼集（三）

国医瑰宝中华魂
师古不泥新苗萌
借得科技解秘籍
杏林叶茂又一春

领悟中医本质，走正传承方向

重温中医的概念、本质特征及内涵是传承、发展中医必不可少的条件。认识的模糊，忘却中医之本，是灾害，会走错路。

作为中医工作者，明方向、尽职责、善传承是天职。

中医，是中国古代医工、名家在古典哲学思想指导下，通过实践，对人类生命、健康、疾病及养生的一种认识与经验总结。

天人合一，是中医的理论核心，强调人与大自然的高度统一，符合自然规律，适者生存。并从大自然中尝试采集含有特殊性味的植物等，经过长期反复实践，证实对疾病有治疗作用、对机体功能有调节作用的物质，经过特殊炮制，成为中药材。

中医通过望、闻、问、切四诊，观察了解病证的外在表现，即症状与体征，辨别其属性，称辨证，从而确立相应的治疗法则，取方用药，称辨证论治。辨证论治是中医的特色。

中医已有数千年历史，出现过诸多名家、流派，名著、名方以文字记载的形式传承至今，诸多经典著作仍指导着中医的临床实践。历经历史的检验，已形成特有的中医药学医疗理论体系，对中华民族的健康做出了巨大贡献。实践证明，中医防病、治病有效，已被世界所公认。

中医,是中华优秀传统文化之瑰宝,是国家文化软实力的重要组成部分。中医扎根于中华民族民风、民俗、民心之中,永不枯竭。

对待中医,作为传统医学、古代文化遗产要以历史观看问题,既要现实,又要考虑历史条件。近年来,中医发展慢了些,究其原因,颇为复杂,主要是对中医本质、概念、内涵缺乏应有的认识。对中医基础理论研究严重不足,脱离实际,摆花架子,成为无源之水、无本之木。搞无纸化,淡化传统医案的书写,少了证、因、脉、治、理、法、方、药,病机、转归。失去了特色,中医怎能发展。商家利欲熏心,不合格药材纷纷曝光,既无疗效又损健康,降低了人们对中医的认可与信任,害了中医。

中医已到了立法保护的地步,非改革不可。要把中医完整地传给下一代。这是民族的遗产,万万不能辜负。万事要抓本,把握历史观,加强对中医古籍、经典著作的深入研究,强化中医基础理论,理、法、方、药,尤其是对古方剂的实验研究,迫在眉睫。

对中医流派的传承,要一分为二,既要采纳诸家之长,抓住主流,取其精华,也应注意到流派的时代性、地域性、个性、片面性,反复验证,充实提高。加强中药材的管理,严格把关,戒欺葆真。强化科学管理,兼听善判,有主见,高手在民间,善于抓苗子,勿以印象取人,以才育人,以绩褒奖。

当今,是百年难逢之大好时代,中国星已在东方闪耀,中国梦唤醒了千年沉睡的雄狮。一万年太久,只争朝夕。

> 曙光普照,杏林春色满园。
>
> 弘扬特色,理法方药分明。
>
> 炎黄子孙,护国宝永传承。
>
> 百年院所,创新肩负重任。

儿科诊疗重九点

（1）详四诊,慎辨证,审病因,病机明。

（2）儿常疾,疏于护,慎用药,理汗寒。

（3）别寒热,察舌质,红为热,淡者寒。

（4）新科技,参检验,悉内变,明病理。

（5）心火盛，肝易亢，肺娇嫩，脾不足，肾常虚，辨五脏，病证分。

（6）宣肺分寒热，化痰辨虚实，喘促本脾肾，固表敛腠理。

（7）单方难疗疾，组合力倍增，组方治顽证，辨证觅良方。

（8）疗效定成败，力求严与精，成不骄，挫不馁，常总结，累经验。

（9）尊古不泥古，科学是真理，病理解病机，药理析药性，中医永传承，天人合一恒。

百草方和"效"为先
——精制饮片临床实用有感

自从曙光医院国药堂精制饮片上柜后，"精、全、快、效"成为一大亮点。虽属自费，但患者说："只要治好病，再贵也会买。"通过两年来的临床实践，得到患者的欢迎。实效说明，此举乃中医可取之路，此路将越拓越宽。

当一批批不合格药材曝光后，人们无不痛心疾首，倍加珍惜精制饮品。道地药材，精制饮品，造福于民。尺柜献精，振兴国医，医兴国运。道不拾遗，路不抛废，诚信戒欺，三星高照下，前程光明。

但独木不秀，唯精难效。精品尚需配良方，才能显效。良方源于良医，辨证恰当，择方有理，药到病除。无方堆砌，岂能谓精。

精方尚需精煎，"煎法无度，其药必无效"（《医学源流论》）。药有芳香发散，滋腻补益，甲壳、矿石诸多种类。有稍煎即可，久煎挥发。有需久煮，方得效汁。因此，先煎后入，煎煮时限，服用方法，均需详嘱，方精品效显。切莫以为煎煮时间越长越好、越浓越好。当然，反之亦然。短时多次煎取法，颇有道理。先放冷水浸泡半小时，每煎 15 分钟，即倒取药汁，重放水后，再连煎 2～3 次，合并后分 1～2 日饮服。隔日服冷藏，服时温之。

"病之愈不愈，不但方必中病，方虽中病，而服之不得其法，则非特无功，而反有害"（《医学源流论》）。发散之剂宜热服，和营之剂宜温服，和胃温补之剂宜空腹服之，苦寒之剂饭后服，调理者，随意服。良药苦口，少量多次服。

小儿脏腑娇嫩，经受不了劣药伤害，唯精品独钟，故也。小儿纯阳之体，易趋康复，唯精品良方速效，是也。精品配良方，以"效"为先，非唯利是图，诚也。莫先精后粗，有始无终，当持之以恒，取信于民，盼也。

精制饮片誉杏苑，济世救民兴国医，扶正达邪拓新路，诚信戒欺永葆真。

过敏性体质的实质及中医辨证解析
——浅探中西医交融范例之一

过敏性体质，已成为儿科的一句口头语，患者这么说，医生也这么说，把孩子的诸多病证都归咎于过敏性体质。那么，过敏性体质究竟是怎么回事？本文就该问题阐述中西医各自的认识以及中西医互通、交融之处，从而探索中医对过敏性体质的证候解析及证治原则。

（一）过敏性体质的实质

过敏性体质也称特应性体质，是西医的提法，属于现代免疫学范畴。

现代免疫学的理论核心是"识别自身，排斥异己"，以维持机体的内在恒定。所谓识别自身，就是自身调节，保持平衡。当人体受到内部的或外部的因子刺激后，激活免疫系统，引起免疫反应，以消除这些有害的刺激因子，使机体保持健康状态。如果免疫系统功能不完善，即出现免疫功能缺陷或低下，不能有效消除有害因子，即发生感染或其他免疫性疾病。反之，免疫反应过度强烈，也会致病。因此，疾病与免疫系统功能紊乱有着密切的关系。

免疫系统是一个复杂而严密的组织结构，有物有形，不是抽象的，可用附图6简示。

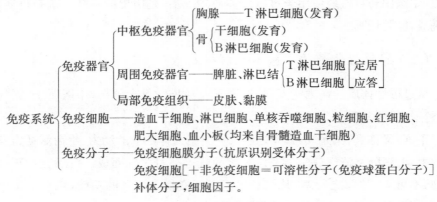

附图6　免疫系统

T 淋巴细胞：CD3，直接杀伤靶细胞；CD4，调节免疫反应。

B 淋巴细胞：产生免疫球蛋白。

免疫细胞通过细胞表面分子、细胞因子，互传信息，发挥各自细胞的特殊生物学功能，从而完成免疫反应。

小儿时期，免疫反应能力低下，是免疫系统"无经验"之故，免疫系统虽已完善，但以往未曾接触抗原，故未能建立免疫记忆反应，而免疫防御能力低下，容易发生感染。

免疫缺陷病有原发性与继发性之分。原发性免疫缺陷病是指免疫活性细胞和免疫活性分子缺陷引起的免疫反应缺陷或降低，导致机体抗感染能力低下出现反复呼吸道感染，亦可引起自身免疫性疾病如溶血性贫血、血小板减少、肾炎等疾病。继发性免疫缺陷病是出生后因不良的环境因素导致免疫系统暂时性的免疫功能障碍出现营养紊乱、感染等病症。

免疫反应是机体保护自身的一种生理反应，它识别、排除、消灭各种非自身的抗原性物质或体内衰老的细胞，这种免疫反应常称为变态反应，也称超敏反应，有四种类型，小儿常见的是Ⅰ型超敏反应。免疫反应是超敏反应的基础。

过敏性体质所表现的病症是变态反应。变态反应可引起过敏症，严重的可出现过敏性休克、反复呼吸道感染、变应性哮喘、变应性鼻炎、特异性皮炎、湿疹等疾。

西医对过敏性体质及其疾病的治疗颇为复杂，基本原则是缺什么补什么。感染时，抗病毒、抗生素，过敏反应时，抗组胺、皮质激素等，这些治疗方法和药物固然有效，但时而出现这样或那样的副作用，有时顾此失彼，孩子不宜长期应用。因此，中医中药自然地使用于过敏性体质的证治，是历史的重托。既是机遇，又是挑战，能胜任吗？

（二）过敏性体质的中医辨证解析及治疗

从过敏性体质的病因病理、临床表现及免疫学概念解析，中医属于"正气虚弱，营卫失调"范畴。

正气，又称真气、元气、真元之气。一船指人体的功能动力、生命活动力及抗病能力，汇聚肺之清气、脾之谷气、肾之元气等一身之气而成。《经》云："正气存内，邪不可干。""邪之所凑，其气必虚。"高度概括了正气的功能，也奠定了中医"扶正达邪"的治疗准则，扶正，即扶助正气。

营卫，泛指人体内守与御外功能之综合概念。《素问·痹论篇》："营者，水谷之精气也，和调于五脏，洒陈于六腑，乃能入于脉也，故循脉上下，贯五脏，络六腑也。"《灵枢·本藏》："卫气者，所以温分内，充皮肤，肥腠理，司开合者也。"即指皮肤肌腠的屏障及防卫功能。营卫失调、营不内守，卫不御外，则邪侵而病。营卫调和，邪无隙入内，则健。

"正气虚弱，营卫失调"与"识别自身，排斥异己"，乃语异而意同，均指内守与卫外。从而可见，作为过敏性体质，中西医间有互通、交融之大同，唯有词语之小异。"扶正达邪"与"调节免疫"乃异曲同工。

根据辨证论治的原则，过敏性体质的证治，可概括如下几个方面。

1. 益气固表　玉屏风散（《丹溪心法》）。

［**组成**］黄芪、白术、防风、生姜。

［**方解**］黄芪益气固表，为补气升阳之主帅，有免疫增强剂之称。白术健脾助运，化生精谷之气，供黄芪升阳精微之源，加强其益气固表之功。防风，遍行周身，称治风之仙药。黄芪得防风，固表不留邪，扶正又达邪，补中有散，散中有补，通行内外，周流全身。其方御风如屏，其珍如玉，故名。原方中有生姜，温中散寒、解毒，多在组方中出现。

2. 健脾利湿　六君子汤（《妇人良方》）。

［**组成**］人参、白术、茯苓、甘草、半夏、陈皮。

［**方解**］六君子汤乃四君子汤合二陈汤组合而成，脾为生痰之源，过敏性体质者，每多痰嗽、咳喘、湿疹，健脾则利湿化痰。方中四君子为补气之主剂，二陈为化痰之妙剂，二方相合，标本兼治，培土生金。

3. 调和营卫　桂枝汤（《伤寒论》）。

［**组成**］桂枝、芍药、炙甘草、生姜、大枣。

［**方解**］"桂枝汤为仲景群方之魁，乃滋阴和阳，调和营卫，解肌发表之总方也。"（柯琴《伤寒论附翼》）

桂枝、芍药相合，一治卫虚，一治营弱，合则调和营卫，一开一合，一散一收，既能通阳，又能敛阴。枣，益气补中，健脾生津，姜枣组合，升腾脾胃生发之气，而调和营卫。炙甘草益气和中，调和诸药。

4. 健脾治饮　苓桂术甘汤（《金匮要略》）。

［**组成**］茯苓、桂枝、白术、炙甘草。

［**方解**］本方温化痰饮，健脾利湿。过敏性体质反复呼吸道感染者，多痰饮

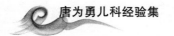

内伏,气上冲胸,咳喘气短,健脾治饮,非本方莫属,外饮治脾也。

5. 补肾纳气　温振肾阳方(沈自尹验方)。

[组成] 黄芪、补骨脂、菟丝子、五味子、锁阳、仙茅、淫羊藿。

[方解] 本方为沈自尹验方,具温振肾阳、固本培元之功,经实验证实,该方有保护肾上腺皮质促进分泌作用。

肾为气之根,肾主纳气,小儿肾气不足。过敏性体质者,多患变应性哮喘,喘息、气短、肺功能降低皆为气道高反应性,肾不纳气之故,选本方佳品一二,无须悉备,尤其是五味子,敛耗散之气。

6. 抗敏良方　一二三方(曙光医院百年院传良方)。

[组成] 防风、乌梅、甘草。

[方解] 本方乃曙光医院百年院传抗敏良方,用治多种过敏病证,已被现代药理实验证实。一二三者,为三品剂量比例而言,本方一散一敛一和,为抗敏之妙剂,可独用,可配于组方之中,每于组方中出现。

在辨证论治原则指导下,鉴于变化着的病症,选择上述方剂作最佳组合,随证加减,使组方更具适应性。方剂辨证是提高中医疗效的一大亮点。

过敏性体质,正气虚弱,卫外无能,在治疗的同时,更需重视护理。"虚邪贼风,避之有时",关注汗、寒,及时更换汗湿的内衣,盖好踢去的被子,科学护理是孩子的第一需要。儿科的理念是护理第一。

（三）结束语

中西医毕竟分属于两种不同的医学理论体系,有传统与现代、古与今之差异。各有所长,各有所短,都不代表医学的顶峰。很多深奥的生命科学之谜尚未被揭示。互相学习,扬长补短,势在必行。

中医在以传承为主题的前提下,应借助现代科技促进发展。师古而不泥古,不能停滞不进,到此为止,要以现代科技揭示其大概念的实质,应国际通用化,被世界人民所认可。

西医在日新月异、突飞猛进的态势下,要学习中医历经几千年的历史沉淀,博大精深的优秀传统文化之精髓,以及中医对人类健康与疾病、生命与养生的特有认识,并加以验证;并对中医之核心理论"天人合一"加以考证研究。

中西医互通、交融,从浅层开始,逐步深入,从今起步,日积月累,在中国梦的特殊难逢的历史条件下,珍惜良机,不停留于口头上,不搞形式主义,要实干戒欺,是新一代年轻人历史重任。

倡导儿科"以护为重"

儿童是人生初级阶段。脏腑娇嫩,形气未充是其生理特点。儿童生活不能自理,缺乏自护能力,每因护理不慎而病。因此,正确的护理是儿童健康的要素。唐为勇深谙"治未病"之精髓,认为"护理"乃儿科第一要义。他认为正确的家庭日常护理及常见病预防护理是儿童健康成长必不可少的条件之一。同时,他也强调儿童护理不仅仅是生理及疾病的护理,心理行为教育同样重要。他时常把小儿比作一颗小白菜,把家长的细心照料与正确引导比作阳光与雨露,生动地说明了家庭护理的重要性。而家庭护理的核心则为:寒汗、饥饱、安全、习惯、教育。

(一)寒与汗

1. 防寒保暖须适度 小儿肺脏娇嫩,卫外不固,腠理空虚,加之寒暖不知自调,极易受风寒侵袭染邪受病。防寒要点需牢记,冬月外出须戴帽裹巾、夏月夜睡须着衣盖被、平时适时增减衣物、天暖须渐减其衣,但不可卒减。当然,防寒固然重要,但不宜过度。常言道:"若要小儿安,三分饥与寒。"《诸病源候论》也指出:"遇天和无风之时,当抱儿在日中嬉戏,使数见风日,则血凝气刚,肌肉硬密,堪耐风寒。若藏帏帐之内,重衣温暖,譬如阴地草木,不见风日,则脆软不任,易为伤损。"由此可见,防寒保暖也应适当,不宜温养过度,不要让孩子变成温室里的花朵一样弱不禁风,平常应当进行适当的户外活动,这样才有利于小儿强壮体格的形成。

2. 出汗须重视 小儿生理上肺常虚,形气未充,腠理稀疏,加之"纯阳之体",生机蓬勃,故比成人更易出汗。每遇天气炎热、衣被过厚、进食热食、奔跑嬉闹、精神紧张等易汗出。夜间因卫阳薄弱,荣阴不足,阴阳交接,津液外越,故常常汗出较多。然而,汗后腠理空虚,极易为风邪所中,因此家长应重视小儿出汗问题,做好汗出护理。唐为勇常强调小儿薄衣法,减少因衣物过厚而导致的出汗,较大的健康孩子与成人抗寒能力相当,穿着与大人厚薄一样即可,婴幼儿及体质差的孩子可比成人适当多穿 1~2 件。针对易出汗的小儿,唐为勇则要求家

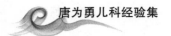

长在日常及入睡时给小儿后背垫好汗巾,防止汗出过多浸湿衣被,汗后须及时更换汗巾,必要时更换衣物,防止汗后受寒。

（二）饮食饥饱当有度

小儿乳食不知自节,父母多过分宠溺,容易任其饱食、偏食,极易产生饮食伤。《小儿卫生总微论方》指出:"凡乳母慎护养儿,乳哺欲其有节,达其饥饱,察其强弱……乳儿哺之多少,量日为则,半年之后,宜煮陈米稀粥与之,十月之后,渐与稠粥烂饭。"由此可见,小儿饥饱应适当,婴幼儿添加辅食应循序渐进。年龄稍大孩子,饮食则应该多样化,纠正挑食偏食,保证其营养均衡。再者,小儿生理上脾常虚,饮食上应当戒肥甘厚味,忌生冷,不可暴饮暴食,防止饮食积滞。易发生饮食积滞的小儿尤其要注意饮食有节,平时多摩腹,促进消化。严重的积滞应当及时治疗,防止进一步转化成疳证。正如元代《泰定养生主论》指出:"吃少、吃热、吃软、频揉肚,忍三分寒,吃七分饱,病自少。"

（三）安全保护不可少

小儿生性活泼好动,对新事物充满好奇,又喜模仿他人,不能辨别危险,故容易发生意外伤害。日常生活中存在许多安全隐患,家长因尽量做到"离手不离眼",避免跌落、烧烫伤、中毒、触电、溺水、锐器伤、砸伤、猫狗咬伤、交通意外伤害等,也应当学习相关急救知识,掌握一定的急救技能,防止严重意外伤害的发生。

（四）生活习惯需养好

人的早期可塑性很大,是习惯养成的关键时期,唐为勇也非常注重小儿良好行为习惯的养成,常常提醒家长小婴儿应该培养良好的睡眠习惯、规律的吃奶习惯、及时排便排尿习惯。对于年龄稍大的孩子,唐为勇则要求家长培养小儿爱干净的卫生习惯、勤俭节约的生活习惯,勤奋好学的学习习惯等,做一个拥有良好习惯的孩子。

（五）教育为人最重要

古人有言"一生人的善恶、高下,全系幼时"。《育婴秘诀》指出:"小儿能言,必教之以正言,能食则教之以恭敬之,教之以诚实,勿使欺妄。"《简明医彀》也指出:"勿恣其欲,勿纵其怒,勿使闻淫乱歌曲和粗鲁语言,常教以仁厚端方,勿导以机诈巧言，常教以好生施济，勿导以惨杀骄吝。"由此可见，儿童早期教育非常重要，家长应该以身作则，为小儿营造良好的成长及教育环境，引导其文明礼貌待人，积极向上生活，培养小儿健康的心理及良好的品德。

参 考 文 献

［1］马碧涛,吴敏,赵鋆. 唐为勇教授辨治儿科疾病经验[J]. 中医药导报,2014,20(5)：46－48.

［2］赵鋆. 唐为勇运用"固表组方"治疗儿科呼吸系统疾病经验[J]. 上海中医药杂志,2014,48(2)：15－17.

［3］李斌,李林,张丽,等. 补肾健脑1号合剂对小鼠学习记忆及抗疲劳能力的影响[J]. 中国中药杂志,1999(2)：40－42,63.

［4］李林,魏海峰,张兰,等. 中医"肾生髓,脑为髓海"现代生物学基础探讨[J]. 中国中药杂志,2006(17)：1397－1400,1417.

［5］沈自尹. 从肾本质研究到证本质研究的思考与实践——中西医结合研究推动了更高层次的中医与西医互补[J]. 上海中医药杂志,2000(4)：4－7.

［6］钟历勇,沈自尹,蔡定芳,等. 补肾健脾活血三类复方对下丘脑—垂体—肾上腺—胸腺轴及 CRF 基因表达的影响[J]. 中国中西医结合杂志,1997(1)：39－41.

［7］肖小河. 中药药性研究概论[J]. 中草药,2008(4)：481－484.

［8］姚婷,汪猛,陈思羽,等."三解法"治疗小儿急性扁桃体炎经验浅析[J]. 中国中医药信息杂志,2017,24(10)：97－98.

［9］郑贤辉,蓝玉,叶青艳,等. 唐为勇运用斡旋肝肺气机法治疗小儿泄泻经验[J]. 国际中医中药杂志,2022,44(1)：87－89.

［10］周君慧,赵鋆. 唐为勇儿科问诊五字法经验[J]. 上海中医药杂志,2013,47(7)：38－39.

［11］朱邦贤."方证相对"是中医辨证论治法则之魂[J]. 上海中医药杂志,2006(8)：52－54.

［12］唐为勇,潘嘉珍,杨敏,等. 宣肺泻腑法治疗小儿肺炎——附227例中西医对照疗效观察[J]. 上海中医药杂志,1986(10)：18－20.

［13］周君慧,赵鋆.二陈汤在儿科之妙用——唐为勇教授方剂辨证演绎系列之二［J］.世界中医药,2015,10(5)：746－748.

［14］赵鋆.唐为勇运用"固表组方"治疗儿科呼吸系统疾病经验［J］.上海中医药杂志,2014,48(2)：15－17.

［15］唐为勇.疏解合剂治疗小儿上感发热40例［J］.上海中医药杂志,1984(9)：16.